Agnes Budnowski, Flora Koller, Martina Kreuter-Müller, Ralf Harun Zwick

Ernährung bei COPD

maudrich.gesund essen

Agnes Budnowski, Flora Koller, Martina Kreuter-Müller, Ralf Harun Zwick

Ernährung bei COPD

2., überarbeitete Auflage

maudrich

Bibliografische Information der Deutschen Nationalbibliothek
Die Deutsche Nationalbibliothek verzeichnet diese Publikation in der Deutschen Nationalbibliografie; detaillierte bibliografische Daten sind im Internet über http://dnb.d-nb.de abrufbar.

2. Auflage 2019

Facultas Verlags- und Buchhandels AG, Wien, Österreich

Bildnachweis:
S. 10, 11, 12 unten, 13, 15, 18, 19, 20, 23, 26, 27, 28, 33, 39, 54: Fotolia
S. 12 Mitte: nach Schirnhofer et al., CHEST 2007; S. 14: nach Fabbri, 2008;
S. 16: nach CATestonline.org; S. 32: BMASGK, 2018
S. 42 links: pixabay, rechts: shutterstock; S. 50: Adobe Stock
S. 60, 66, 72, 78, 84, 94, 102, 108, 112, 118, 130, 136, 142: Victoria Posch und Esther Karner

Satz: Florian Spielauer, Wien
Umschlagbild: Victoria Posch und Esther Karner, Wien
Covergestaltung: Facultas nach einem Entwurf von José Coll, studiob.a.c.k.
Druck: Ferdinand Berger & Söhne, Horn
Printed in Austria
ISBN 978-3-99002-100-2

INHALTSVERZEICHNIS

VORWORT

Liebe Leserin, lieber Leser,

Ernährung und COPD? Vordergründig drängt sich hier kein besonderer Zusammenhang auf.

Aber schauen wir uns den Vorgang der Atmung näher an: Es ist allgemein bekannt, dass sie uns den wertvollen Sauerstoff liefert, den wir zum Überleben und für viele Körperfunktionen benötigen – so auch für die Verbrennung der Nährstoffe und somit zur Energiegewinnung. Ist die Atmungsleistung eingeschränkt, kann dieser Vorgang nicht mehr optimal stattfinden und uns fehlen wichtige Nährstoffe und Kalorien.

Rein physiologisch ergeben sich dadurch bereits Defizite. Durch das Krankheitsgeschehen beeinflussen aber zudem der Appetitmangel (durch Entzündungsprozesse) und ein höherer Energieverbrauch (durch erschwerte Atemarbeit) die Nahrungsaufnahme und -verwertung.

Die internationalen GOLD-Richtlinien für COPD messen dem Ernährungszustand eine wichtige Bedeutung bei, da die Kapazität des Atemmuskels durch einen verbesserten Ernährungszustand gesteigert werden kann. Im Fokus steht die Vermeidung von starkem Über- und Untergewicht. Untergewichtige COPD-Betroffene haben ein höheres Sterblichkeitsrisiko als normalgewichtige. Hingegen ermüdet die Atemmuskulatur bei extrem Übergewichtigen früher.

Ziel der ernährungstherapeutischen Intervention ist es, die Gesamtbelastbarkeit, den Allgemeinzustand und die Lebensqualität der Patientinnen und Patienten zu verbessern. Dies führt unter anderem durch eine höhere Therapietoleranz zu einer erhöhten Lebensqualität. Eine Ernährungstherapie sollte dabei immer mit körperlichem Training einhergehen, um die Zunahme von Muskelmasse zu fördern. Besonders wirkungsvoll zeigen sich ernährungstherapeutische Maßnahmen bereits in einem frühen Krankheitsstadium (COPD II).

Die gute Nachricht lautet also: Sie können etwas dagegen tun! Dabei wollen wir Ihnen, liebe Leserin, lieber Leser, mit diesem Ratgeber helfen. Sie finden praktische Ernährungsempfehlungen individuell für Ihre Gewichtsproblematik, Begleiterkrankungen und Krankheitsnebenwirkungen. Hintergründe zur Erkrankung, zum Ernährungszustand und zu den Auswirkungen von Ernährung auf das Entzündungsgeschehen bringen Sie auf den neuesten Wissensstand. Der Rezeptteil ist für Ihren Bedarf übersichtlich gestaltet und nach vitaminreichen, eiweißreichen und leicht verdaulichen Speisen gegliedert.

Viel Freude und Erfolg beim Schmökern, Nachlesen und Mitkochen!

Agnes Budnowski
Flora Koller
Martina Kreuter-Müller
Ralf Harun Zwick

WAS SIE ÜBER COPD WISSEN SOLLTEN

Lunge und Darm

Darm und Lunge – wo soll denn da der Zusammenhang sein? Beginnen wir bei der Entwicklung beider Organe in der 4. Schwangerschaftswoche: Das ist der Zeitpunkt, zu dem sich die Lungenknospe aus dem Darmrohr bildet und in weiterer Folge zu Luftröhre, Bronchien und Lungenflügel ausreift. Die „Lunge entsteht also aus dem Darm".

Beide Organe stehen mit der Außenwelt in Verbindung: Was wir über den Nasen-Rachen-Raum an Flüssigkeiten, festen Stoffen oder „Luft" zu uns nehmen, durchwandert Membranen und ist zum Überleben unerlässlich. Die Schleimhäute des gesamten Magen-Darm-Traktes („Gastrointestinaltrakt") und der Lunge sowie zuführender Atemwege weisen aus diesem Grund ähnliche Strukturen auf und gehen auch direkt ineinander über. Die Lunge dient vor allem der Aufnahme von Sauerstoff und dem Abatmen von Kohlendioxid, darüber hinaus scheidet sie aber täglich fast einen Liter Flüssigkeit aus! Schadstoffe, die eingeatmet werden, können in den Blutkreislauf gelangen und somit alle Organe schädigen. Die ausgeatmete Luft – also Partikel, die aus der Lunge strömen – kann aufgrund des Geruchs auf eine Erkrankung der inneren Organe schließen lassen.

Nicht nur embryologisch (in der Entwicklung als Embryo während der Schwangerschaft), physiologisch (in der Funktion) und anatomisch (Aufbau des Organismus) hängen Darm und Lunge eng miteinander zusammen. Einerseits können Partikel aus der Lunge ausgehustet, anschließend verschluckt werden und so in den Magen-Darm-Trakt gelangen. Umgekehrt kann Mageninhalt in geringster Form sogar unbemerkt in die Lunge gelangen. Dazu kommen noch die Schleimhäute des Nasen-Rachen-Raumes und der Nebenhöhlen, die miteinander in Verbindung stehen.

Darüber hinaus wissen wir, dass chronisch entzündliche Darmerkrankungen mit Lungenerkrankungen eng zusammenhängen. Sowohl der Darm wie auch die Lunge sind

große immunologische Organsysteme, die in Verbindung stehen. Beispielsweise haben Patientinnen und Patienten mit Morbus Crohn oder Colitis ulcerosa (chronisch entzündlichen Erkrankungen des Dünn- oder Dickdarmes) eine höhere Wahrscheinlichkeit, an Bronchitis oder Asthma bronchiale zu erkranken, als Menschen ohne Darmerkrankung.
Lunge, Darm, Immunsystem und Allergien hängen unmittelbar miteinander zusammen. Also ist es naheliegend, dass dieses komplexe Zusammenspiel durch die Ernährung beeinflusst werden kann.

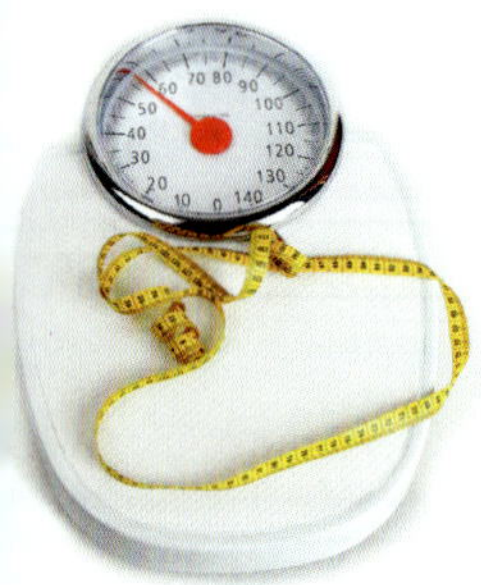

Während die WHO-Definition Menschen mit einem Body-Mass-Index (BMI) von 18 bis 25 kg/m² als normalgewichtig einstuft, so gilt für Patientinnen und Patienten mit COPD, dass bereits jene mit einem BMI unter 21 kg/m² ein erhöhtes Risiko haben (siehe BMI-Tabelle auf S. 24).
Die Ursachen dafür sind einerseits der erhöhte Energiebedarf von COPD-Betroffenen und andererseits die Fehlernährung. Auch Patientinnen und Patienten mit einem erhöhten BMI (> 30 kg/m²) und COPD haben vermehrt Atemnot durch den Hochstand des Zwerchfells, die physiologischen Folgen und zahlreiche metabolische (stoffwechselbedingte) Ursachen.

COPD im Überblick

Was ist COPD?

COPD ist ein Begriff aus den 1960er-Jahren. Es war Dr. William Briscoe, ein Arzt aus Nordamerika, der diesen Terminus („**c**hronic **o**bstructive **p**ulmonary **d**isease") 1965 bei einer Tagung in Aspen erstmals prägte.

Diese Definition enthält den Begriff **chronisch**, der bedeutet, dass Beschwerden wie Husten und Auswurf über mehrere Wochen – in zumindest zwei aufeinander folgenden Jahren – bestehen müssen. Der Begriff **Obstruktion** (Verengung) und die Messung der Obstruktion werden weiter unten besprochen. Dem liegt eine chronische Entzündung der Atemwege zugrunde, die zu einem Umbau, einer Verdickung und zu einer vermehrten Schleimproduktion führt. **„Pulmonary disease"** bedeutet Lungenerkrankung.

Es ist also eine relativ vage Beschreibung von Beschwerden einer chronischen Bronchitis, die sich mittels einer Lungenfunktionsüberprüfung messen lassen. Hinzu kommt, dass es Betroffene gibt, die zusätzlich ein **Lungenemphysem** entwickeln. Hierbei kommt es zu einer Zerstörung des Lungengewebes, insbesondere der Alveolen (Lungenbläschen).

Lungenemphysem

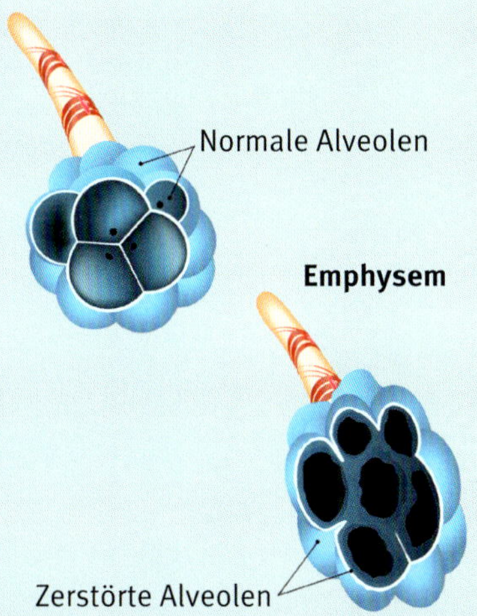

Im Jahr 1962 kam es zur ersten Definition der COPD durch die American Thoracic Society und 2001 zu den ersten sogenannten „GOLD-Guidelines“ (www.goldcopd.org), die seither in regelmäßigen Abständen überarbeitet und erweitert werden.

Die „Global Initiative for Chronic Obstructive Lung Disease“ (GOLD) hat zwei Hauptziele: einerseits das Bewusstsein für diese Erkrankung in der Bevölkerung sowie bei Ärztinnen und Ärzten zu verbessern, andererseits die Prävention (Vorbeugung) sowie die Therapie der COPD zu verbessern. Diese weltweite Initiative teilt die Lungenkrankheit in 4 Stadien und 4 Schweregrade ein. Somit können Medizinerinnen und Mediziner diagnostizieren, wie weit die Erkrankung bei den Betroffenen ausgeprägt ist und welche Therapien sowie welches medizinische Management notwendig sind.

Wie entsteht COPD?

Die Hauptursache der COPD in unserer Gesellschaft ist das Rauchen und Passivrauchen. 80–90 % der COPD-Patientinnen und -Patienten rauchen aktiv, nur 5–10 % haben nie geraucht. Dies sind meist Menschen, die passiv einer rauch- oder arbeitsbedingten Belastung durch andere inhalative (einatembare) Reizstoffe ausgesetzt waren oder sind. In ärmeren Ländern spielt vor allem das Inhalieren von Abgasen oder Kochen an Feuerstellen eine Rolle. Diese Menschen haben jedoch meist im Gegensatz zu uns nicht die Möglichkeit, eine Ärztin oder einen Arzt zu konsultieren. 20 % der regelmäßigen Raucherinnen und Raucher entwickeln eine COPD, was für sie bedeutet, dass sie ihrer Lunge einen irreparablen Schaden zugefügt haben. Viele bekommen Irritationen der Haut, der Augen, Entzündungen des Nasen-Rachen-Raumes, chronische Lungenerkrankungen bis hin zum Karzinom (Krebs).

In Österreich betrifft die COPD **jeden vierten Erwachsenen über 40 Jahre**! Diese Daten wurden 2007 erhoben und weltweit bestätigt. Somit sind in Österreich Hunderttausende betroffen, 400.000 sind diagnostiziert, die Dunkelziffer inkl. der Patienten, die eine Obstruktion ohne wirksame Einschränkung der Lungenfunktion haben, dürfte doppelt so hoch sein.

Häufigkeit der COPD in Österreich: BOLD-Studie

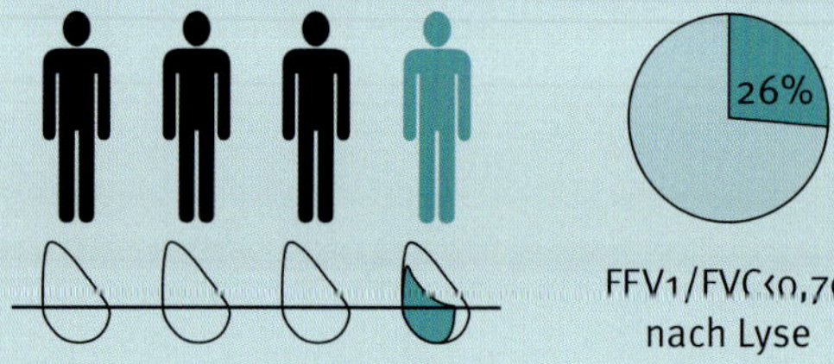

Quelle: Schirnhofer et al., CHEST 2007

Wie wird COPD diagnostiziert?

Die Diagnose der COPD erfolgt einerseits durch eine ausführliche **Anamnese** (Untersuchung der Vorgeschichte einer Krankheit). Hierbei ist vor allem der Rauchstatus zu erheben, welcher in „packyears“ angegeben wird.

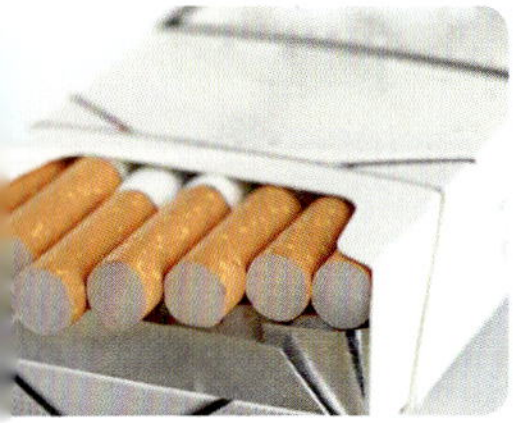

Ein **„packyear“** ist definiert als der Konsum einer Packung Zigaretten pro Tag über die Dauer von einem Jahr. Wenn also jemand zwei Packungen täglich über 20 Jahre raucht, hat er 40 „packyears“.

Des Weiteren kann das Suchtpotenzial anhand des **Fagerström-Fragebogens** abgefragt werden. Der Fagerström-Fragebogen ermöglicht es, mit einfachen standardisierten Fragen zum Rauchverhalten rasch den Grad der Nikotinsucht zu erheben. Schwer abhängige Raucherinnen und Raucher sind anders zu behandeln als weniger abhängige. Falls jemand nie geraucht hat, ist genauestens zu erheben, inwiefern er oder sie inhalierbaren Substanzen ausgesetzt war.

Im **Status** wird die Patientin oder der Patient untersucht, Herz und Lunge werden „abgehört“. Speziell Patientinnen und Patienten mit COPD und Emphysem haben aufgrund der Lungenüberblähung tiefgestellte Zwerchfelle, angehobene Schultern und einen erweiterten Thoraxdurchmesser („Fassthorax“). Bei Betroffenen mit chronischem Sauerstoffmangel kann es zu einer Verdickung der Fingerspitzen kommen („Trommelschlägelfinger“).

Zur endgültigen Diagnose ist eine **Lungenfunktionsmessung** bei einer Lungenfachärztin oder einem Lungenfacharzt notwendig, bei der die Obstruktion als Verhältnis von FEV1/FVC unter 70 % gemessen werden kann.

FEV1 (= Forced Expiratory Volume in 1 Second), auch **Ein-Sekunden-Kapazität** genannt, bezeichnet die größtmögliche Menge an Luft, die innerhalb einer Sekunde gezielt ausgeatmet werden kann.
FVC oder **forcierte Vitalkapazität** (= Forced Vital Capacity) ist das Lungenvolumen, das mit maximaler Einatmung mit maximaler Geschwindigkeit ausgeatmet werden kann.

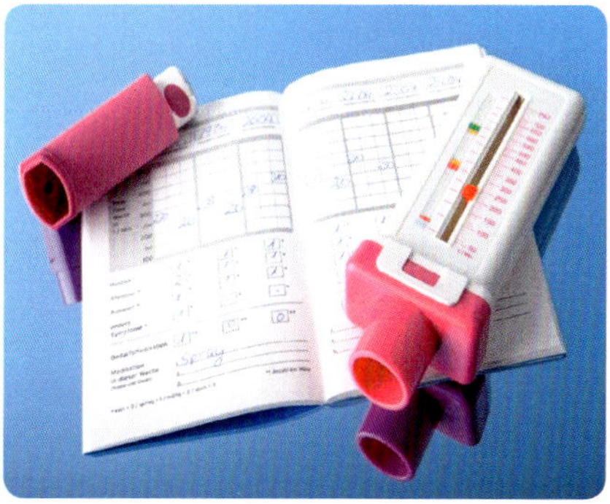

Darüber hinaus können **erweiterte diagnostische Schritte** notwendig sein, wie z. B. Allergietest, inhalative Provokation (Auslösen einer Atemwegsverengung bei Verdacht auf Asthma), Blutgasanalyse (Beurteilung des Sauerstoffs und Kohlendioxidgehaltes des Blutes), Belastungsuntersuchungen wie Ergometrie, Spiroergometrie (Fahrradbelastungsuntersuchungen), Röntgen, Computertomografie, kardiovaskuläre Abklärung (Herzultraschall), HNO-ärztliche Abklärung (Nasen-/Rachen-/Nasennebenhöhlenuntersuchung), gastroenterologische Abklärung (Magenspiegelung) u. v. m.

Dies ist notwendig, da es sich bei der COPD nicht um eine isolierte Erkrankung der Lunge handelt, wie dies bereits 1965 beschrieben wurde. Es handelt sich vielmehr um eine **systemische Erkrankung**, eine chronische Entzündung, die nicht nur die Atemwege und die Lunge, sondern **den gesamten Körper** betrifft. Betroffene mit COPD haben zu 50% kardiovaskuläre Erkrankungen, 40% ein metabolisches Syndrom, 30% leiden an Muskelschwäche und 20% an Osteoporose. Nur ein **ganzheitlicher Therapieansatz** kann somit dieser komplexen Erkrankung gerecht werden.

COPD ist mehr als eine Lungenerkrankung

COPD: Erscheinungsformen im Organismus und Begleiterscheinungen

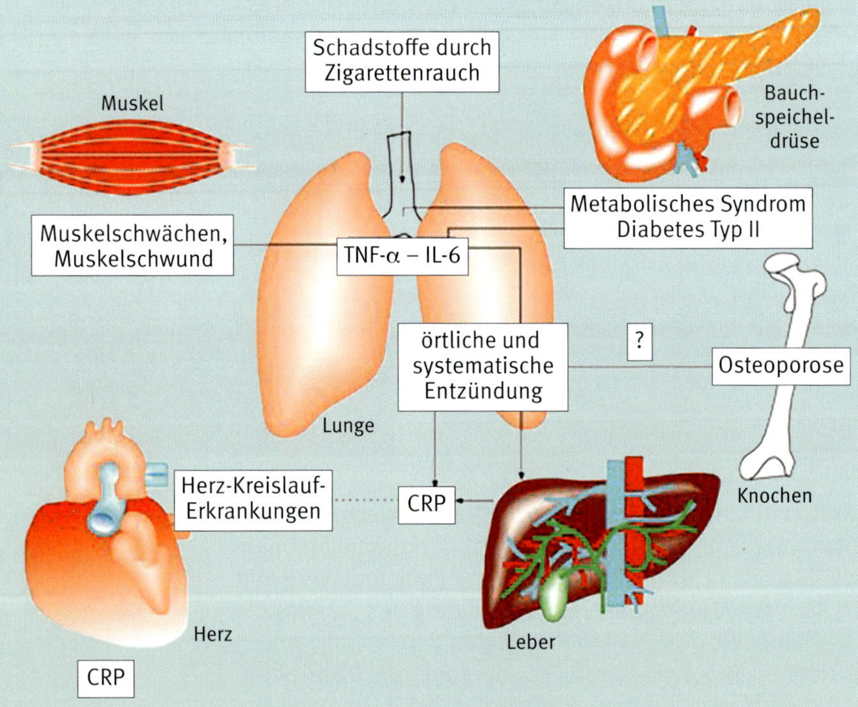

Quelle: Fabbri, 2008

Welche Stadien der COPD gibt es?

Nach der Diagnose der Obstruktion (Verengung) erfolgt die Einteilung der COPD in **vier Stadien** anhand der FEV1 („Einsekundenkapazität"). Dazu dient ein Atemmanöver, bei dem ein rasches und intensives Ausatmen verlangt wird. Dies führt dazu, dass die FEV1-Werte schwer erkrankter COPD-Patientinnen und -Patienten, die sprichwörtlich „durch einen Strohhalm atmen", deutlich erniedrigt sind.

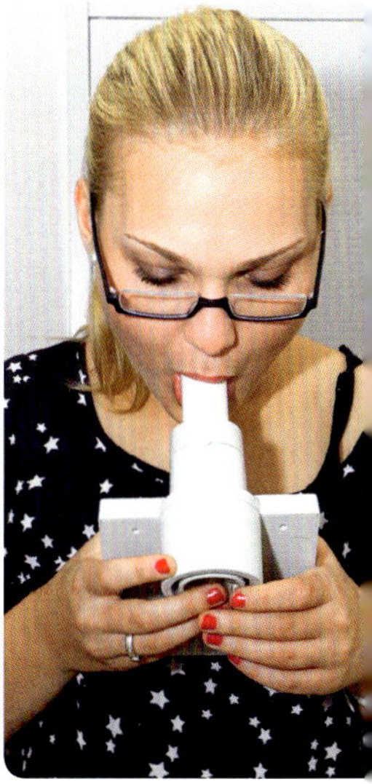

Eine Einschränkung der FEV1 über 80 % entspricht einem Stadium COPD GOLD I, unter 80 % COPD GOLD II, unter 50 % COPD GOLD III sowie unter 30 % COPD GOLD IV.
GOLD (= Global Initiative for Chronic Obstructive Lung Disease) ist, wie oben beschrieben, eine globale Initiative für die COPD.

COPD GOLD I – FEV1 > 80%	COPD GOLD II – FEV1 < 80%
COPD GOLD III – FEV1 < 50%	COPD GOLD IV – FEV1 < 30%

Da die Lungenfunktion allein nicht ausreicht, um die Komplexität der COPD ausreichend zu beurteilen, wurden in den letzten Jahren die GOLD-Richtlinien erweitert. Anhand der FEV1 erfolgt wie bisher eine Beurteilung der Obstruktion. Patientinnen und Patienten mit einer FEV1 über 50 % werden anhand ihrer Beschwerden in die Gruppen A und B eingeteilt, Patientinnen und Patienten mit einer FEV1 unter 50 % in die Gruppen C und D. Diese Unterscheidung erfolgt mithilfe des sogenannten **CAT-Scores** (= COPD Assessment Test).

Die neue Einteilung der COPD

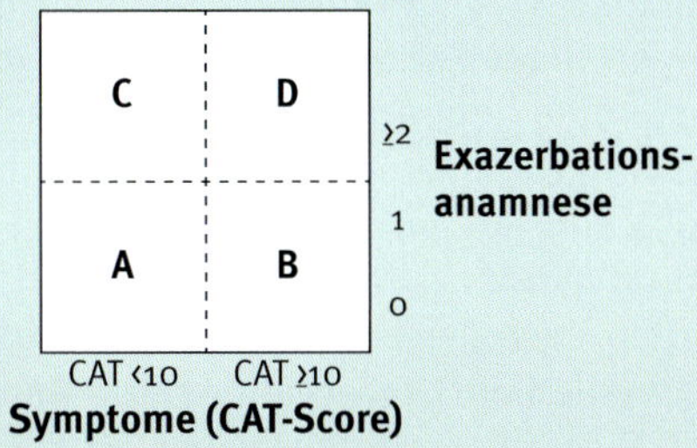

entsprechend den **GOLD Guidelines 2019** (www.goldcopd.org)

Der **CAT-Score** kann kostenfrei über die Website **www.catestonline.org** in vielen Sprachen aufgerufen und durch die Betroffenen innerhalb kurzer Zeit selbstständig beantwortet werden. Patientinnen und Patienten mit wenig Beschwerden (derzeit als CAT unter 10 Punkten definiert) sind der linken Spalte (A oder C), Patientinnen und Patienten mit einem CAT ≥ 10 sind der rechten Spalte (B oder D) zuzuordnen.

CAT-Test

Ich huste nie	0 1 2 3 4 5	Ich huste ständig
Ich bin überhaupt nicht verschleimt	0 1 2 3 4 5	Ich bin völlig verschleimt
Ich spüre keinerlei Engegefühl in der Brust	0 1 2 3 4 5	Ich spüre ein sehr starkes Engegefühl in der Brust
Wenn ich bergauf oder eine Treppe hinaufgehe, komme ich nicht außer Atem	0 1 2 3 4 5	Wenn ich bergauf oder eine Treppe hinaufgehe, komme ich sehr außer Atem
Ich bin bei meinen häuslichen Aktivitäten nicht eingeschränkt	0 1 2 3 4 5	Ich bin bei meinen häuslichen Aktivitäten sehr stark eingeschränkt
Ich habe keine Bedenken, trotz meiner Lungenerkrankung das Haus zu verlassen	0 1 2 3 4 5	Ich habe wegen meiner Lungenerkrankung große Bedenken, das Haus zu verlassen
Ich schlafe tief und fest	0 1 2 3 4 5	Wegen meiner Lungenerkrankung schlafe ich nicht tief und fest
Ich bin voller Energie	0 1 2 3 4 5	Ich habe überhaupt keine Energie

1. kurz, validiert, einfach, schnell
2. besteht aus **8 Fragen**
3. Gesamtscore (0–40)
4. **4 Grade der Beeinträchtigung**
   1. <10 gering
   2. 10–20 mittel
   3. 21–30 hoch
   4. 31–40 sehr hoch

Quelle: www.CATestonline.org, www.CATestonline.de

Es hat sich anhand der Studien der letzten Jahre herauskristallisiert, dass die deutliche **Verschlechterung der Symptome** – die sogenannte **„Exazerbation“** – der COPD dramatische Auswirkungen hat. Betroffene, die sich im Rahmen einer Exazerbation klinisch verschlechtern, Kortikosteroide oder Antibiotika benötigen oder ins Krankenhaus aufgenommen werden müssen, haben ein deutlich erhöhtes Risiko, auf der Intensivstation behandelt werden zu müssen oder gar zu versterben. Das ist dem Risiko eines Herzinfarktes gleichzusetzen, wenn nicht gar höher. Deshalb wurden die Exazerbationen zur Beurteilung der neuen GOLD-Richtlinien herangezogen. Hier gilt nun, dass – unabhängig von der Lungenfunktion – Betroffene, die häufig (zwei oder mehr Exazerbationen oder ein Spitalsaufenthalt pro Jahr) exazerbieren, der Gruppe C und D zuzuordnen sind. Es kann also vorkommen, dass eine Patientin oder ein Patient eine gute Lungenfunktion mit einer FEV1 über 50 % hat, aber dennoch aufgrund der Exazerbationen der Gruppe D zugeordnet ist. Diese Patientin bzw. dieser Patient muss stärker medikamentös behandelt werden, als dies bisher unter alleiniger Zuhilfenahme der FEV1 möglich war.

Therapie der COPD

Medikamentöse Therapie

Die wichtigste Therapie der COPD ist die **Raucherentwöhnungstherapie**. Ein Rauchstopp hat maßgeblichen Einfluss auf die COPD und darüber hinaus auf die kardiovaskuläre (z. B. Herzinfarkt) und pulmonale (von der Bronchitis/Lungenentzündung bis zum Lungenkrebs) Sterblichkeit. Es gibt niederschwellige Angebote wie das Rauchertelefon, darüber hinaus strukturierte Raucherentwöhnungsprogramme, in denen ärztliches Personal mit psychologischen Diensten zusammenarbeitet. Die Basis ist das ärztliche Gespräch, es gibt jedoch darüber hinaus wirksame Medikamente.

Als **inhalative Therapie** sind zwei Gruppen von Medikamenten gängig, die je nach Stadium entsprechend eingenommen werden sollten:

- die Bronchodilatatoren/Bronchienerweiterer (Muskarin-Rezeptorantagonisten und ß-Mimetika) sowie
- die antientzündliche Therapie mit inhalativen Glukokortikosteroiden („Kortison“)

Die Therapie der COPD erfolgt nach einem **Stufenplan**. Zu Beginn der Erkrankung **(COPD-Stadium I)** ist eine **kurz wirksame bronchienerweiternde Therapie**, die bedarfsweise eingenommen wird, ausreichend. Diese wirkt über zwei Rezeptoren, den Muskarinrezeptor und den ß-Rezeptor. Diese Rezeptoren befinden sich an unterschiedlichen Stellen der Atemwege, weshalb eine Kombination aus Muskarin-Rezeptorantagonisten und ß-Mimetika zu einer maximalen Bronchienerweiterung führt.

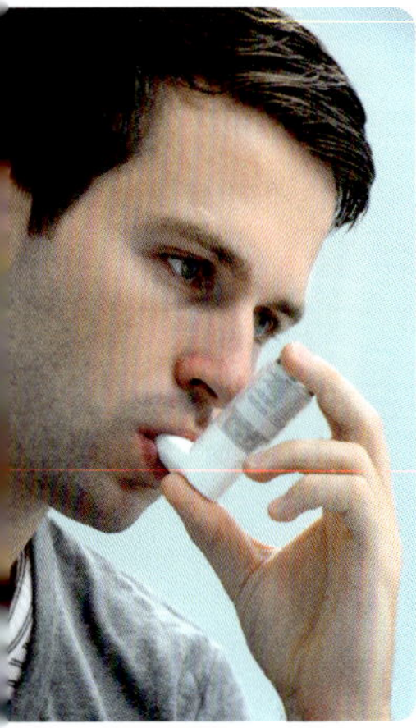

Als Therapie ab dem **Stadium II** haben sich die **lang wirksamen Muskarin-Rezeptorantagonisten** durchgesetzt. Diese werden morgens eingenommen und entfalten ihre Wirkung über 12 bis 24 Stunden. Sie wirken rasch bronchienerweiternd, die Wirkung hält jedoch bis zu 24 Stunden an.
Als nächster Schritt bei Beschwerden oder Fortschreiten der Erkrankung ist die Gabe eines **lang wirksamen** ß-Mimetikums indiziert. Diese Kombination zusammen mit kurz wirksamen Bronchienerweiterern, die bei Bedarf eingenommen werden können, gewährleistet die maximale Bronchienerweiterung.

Erst im Anschluss daran (ab dem **Stadium III**) kommen die **inhalativen Glukokortikoide** infrage. Diese wirken antientzündlich und stellen somit eine Ergänzung zur Bronchialerweiterung dar. Vor allem Patientinnen und Patienten mit häufig auftretender Bronchitis (Entzündung der Bronchien) dürften davon profitieren. Auch bei Asthmatikerinnen und Asthmatikern gehört die Therapie mit inhalativen Glukokortikoiden zur Basistherapie.

Die Entwicklung geht dahin, **lang wirksame Kombinationspräparate** zu entwickeln. Bald werden 24 Stunden wirksame Dreierkombinationen aus Muskarin-Rezeptorantagonist, ß-Mimetikum und Glukokortikoid zur Verfügung stehen. Es kann erwartet werden, dass sich dadurch eine bessere kontinuierliche, verlässliche Einnahme des Medikaments durch die Betroffenen ergeben wird. Immerhin können dadurch drei Sprays – die auch noch mehrmals am Tag genommen werden mussten – durch ein Medikament ersetzt werden.
Darüber hinaus gibt es für spezielle Gruppen von Patientinnen bzw. Patienten eine antientzündliche Therapie mit Roflumilast. Hierbei handelt es sich um eine Tablette, die einmal täglich eingenommen wird, die über einen anderen Mechanismus als das Kortison gegen die fortschreitende Entzündung wirkt.

Wichtig für Patientinnen und Patienten mit chronischen Erkrankungen wie COPD ist es, eine **Influenza**- und **Pneumokokkenimpfung** durchzuführen.

Nichtmedikamentöse Therapie

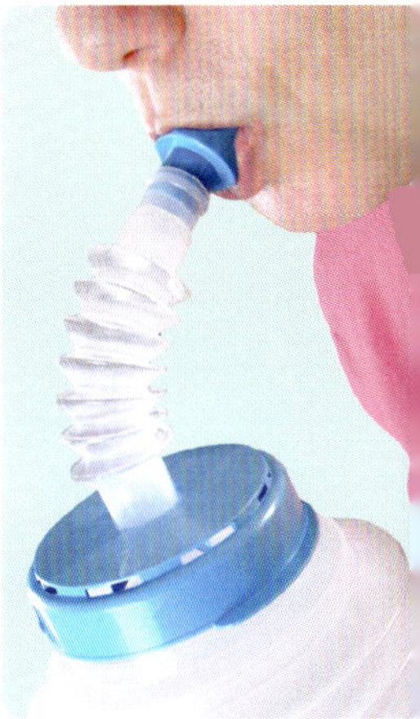

Die Basistherapie der COPD ist die **Prävention** und die **Pneumologische Rehabilitation**. Die Pneumologische Rehabilitation hat in den letzten Jahren deutlich an Bedeutung gewonnen. Genau so, wie man einen Olympioniken für den Wettkampf vorbereiten kann, kann man eine Patientin bzw. einen Patienten mit Lungenkrankheiten trainieren. Dies war bis vor nicht allzu langer Zeit undenkbar. Man hatte Patientinnen und Patienten dazu geraten, „sich zu schonen“. Dass diese Schonung dazu führte, dass die Muskulatur, der Kreislauf, ja fast alle Organsysteme negativ beeinflusst wurden, ist heutzutage aufgrund von unzähligen Studien belegt. Es ist gesichert, dass nicht nur die Atemnot der Betroffenen und deren Leistungsfähigkeit durch die Rehabilitation verbessert wird, sondern auch die Anzahl der Exazerbationen (Atemnotanfälle), die Anzahl der Krankenhausaufenthalte und die Prognose.

Dies gelingt mithilfe eines großen **interdisziplinären Teams**. Hier ist neben der Trainingstherapie, die neben Ausdauer- und Krafttraining auch ein spezielles Atemmuskeltraining beinhalten kann, die Tabakentwöhnung zu nennen. Außerdem gibt es strukturierte Schulungen zu den Themen „Erkrankung“, „Medikation“ und „Notfall“. Es wird der Gebrauch der zum Teil komplexen Medikation geschult, wichtig ist auch die Information über die Wirkungen und Nebenwirkungen der Medikamente. Physiotherapeutinnen und Physiotherapeuten erklären, wie in Notsituationen „richtig geatmet“ werden kann, und vertiefen das Erlernte durch Atemübungen. Hiermit werden die Betroffenen zum gemeinschaftlichen Partner, mit dem ein Rehabilitationsziel definiert werden kann, das es gemeinsam zu erreichen gilt. Dabei unerlässlich ist eine psychologische Unterstützung, da viele Patientinnen und Patienten mit chronischen Lungenerkrankungen verständlicherweise unter Angst oder gar Depressionen leiden.

Der **Rehabilitationsantrag** kann durch die Hausärztin bzw. den Hausarzt oder die Lungenfachärztin bzw. den Lungenfacharzt gestellt werden. Die Kostenübernahme erfolgt durch die Sozialversicherungsträger. Es gibt im deutschsprachigen Raum ein enges Netzwerk an statio-

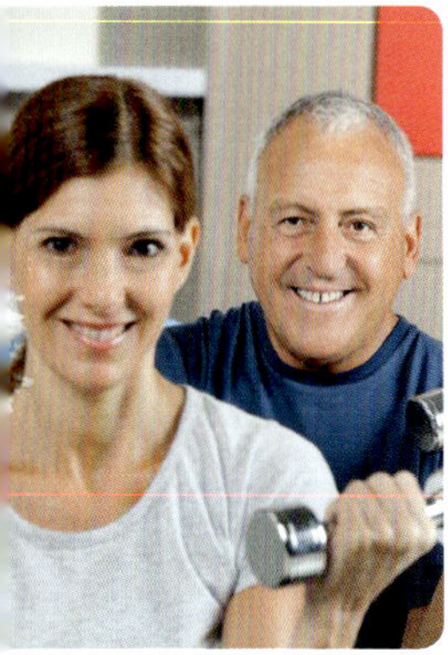

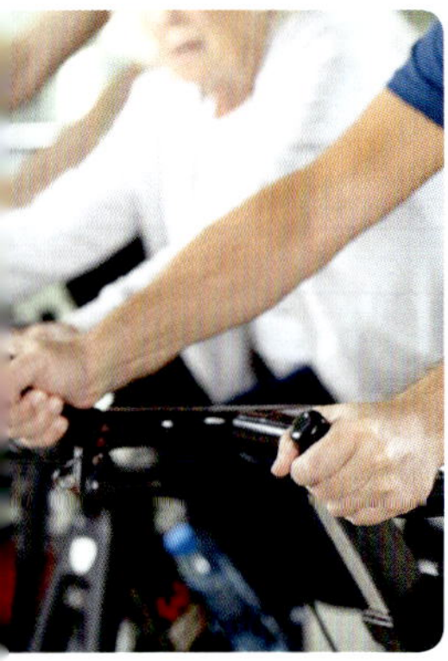

nären und auch ambulanten Einrichtungen, sodass eine optimale Betreuung gewährleistet ist. Die stationären Rehabilitationsprogramme erlauben meist eine Reha über 3–4 Wochen, die ambulanten Programme können bis zu 12 Monate dauern.
Betroffene mit COPD, die eine Rehabilitation durchführen, haben anschließend eine bessere körperliche Leistungsfähigkeit, weniger Atemnot, eine verbesserte Lebensqualität und weniger Exazerbationen sowie Krankenhausaufenthalte. Entscheidend ist jedoch die Auswirkung auf die Lebensdauer. Physiologisch basiert dies auf einer Verbesserung der Sauerstoffaufnahme in den betroffenen Zellen. Die Rehabilitation als individualisierte ganzheitliche Therapie kann hier entgegenwirken, und dies ohne Nebenwirkungen!

Abgerundet wird das Angebot durch eine **Ernährungsberatung**, deren Bedeutung sich in diesem Buch widerspiegelt. Hierbei liegt das zentrale Ziel nicht in einer Gewichtsreduktion, im Gegenteil gilt die **Unter- oder Mangelernährung** als großes Risiko für Betroffene mit COPD. Wir wissen heute, dass gerade Patientinnen und Patienten mit niedrigem BMI (unter 21 kg/m²) eine kürzere Lebenserwartung haben können. Unser Ziel ist es deshalb, einen Abbau des Fettgewebes mit einem Zuwachs an Muskelgewebe zu kompensieren, also eine **Umverteilung des Gewichts** anstatt einer Gewichtsabnahme. Bei Patientinnen und Patienten mit niedrigem BMI kann auch eine **gezielte Gewichtszunahme** das Ziel sein.

Viele wissenschaftliche Arbeiten konnten zeigen, dass eine Ernährungsumstellung nicht nur zu einer Veränderung des BMI führen kann, sondern auch die Atemmuskelkraft und das Wohlbefinden von Patientinnen und Patienten beeinflussen kann.

Es ist also die **Kombination aus Trainingstherapie und Ernährungstherapie**, die gemeinsam

- die **Muskelmasse** aufbauen,
- die **Belastbarkeit** der Patientinnen und Patienten verbessern und
- die **Atemnot** reduzieren.

ERNÄHRUNG BEI COPD

Ernährungszustand bei COPD

„Die COPD ist nicht als reine Lungenkrankheit zu sehen und zu therapieren!“ (Bösch, 2006)

Durch die medizinische Forschung der letzten Jahre wurde zunehmend bestätigt, dass die COPD als keine reine Lungenerkrankung zu behandeln sei. Sie ist vielmehr eine **Erkrankung mit vielfältigen und wechselhaften Veränderungen des gesamten Organismus**, die sich teilweise auch gegenseitig beeinflussen. Der Krankheitsverlauf der COPD steht auch mit dem **Ernährungszustand** in einer engen wechselseitigen Beziehung. **Mangel- und Fehlernährung** sowie eine **reduzierte Muskelmasse** (sogenanntes „Wasting“) sind somit Begleiterkrankungen der COPD. Aber auch die andere Seite der Waage – nämlich ein starkes Übergewicht – hat einen direkten Einfluss auf die Komplikationsrate und den Allgemeinzustand bei COPD. In der folgenden Tabelle sind die Auswirkungen der COPD auf den Ernährungszustand exemplarisch aufgelistet.

Auslöser der Ernährungsprobleme bei COPD

Auslöser	Hintergrund
erhöhter Kalorienbedarf (Ruheenergieumsatz ist um 20 % oder mehr gesteigert)	• chronische Entzündung des gesamten Organismus • gesteigerte Atemarbeit und somit erhöhter Energiebedarf • Einnahme von Medikamenten, die den Grundumsatz steigern • wiederkehrende Infektionen im Körper
Nebenwirkungen von Medikamenten	• Mundtrockenheit und dadurch entstehende Kau- und Schluckbeschwerden • Appetitlosigkeit • Übelkeit • Magen-Darm-Beschwerden (Magenschmerzen, Sodbrennen, Verstopfung) • Erhöhung des Grundumsatzes • Reduktion der Atemmuskelstärke

Dyspnoe, unökonomische Atemarbeit bei Belastung	• Übergewicht • häufige Infekte mit vermindertem Geschmacksempfinden • depressive Verstimmungen und Traurigkeit • Dyspnoe beeinflusst und erschwert nicht nur das Essen selbst, sondern auch den Einkauf von frischen Lebensmitteln und deren Zubereitung
Wasting	• zunehmender Katabolismus • Reduktion der Muskelmasse • auch normal- und übergewichtige COPD-Patientinnen und -Patienten sind betroffen

Quelle: nach Müller/Bargon 2011

Fazit: Das zentrale Problem für einen schlechten Ernährungszustand bei COPD ist die Imbalance bzw. Unausgewogenheit zwischen Nährstoffzufuhr und -bedarf.

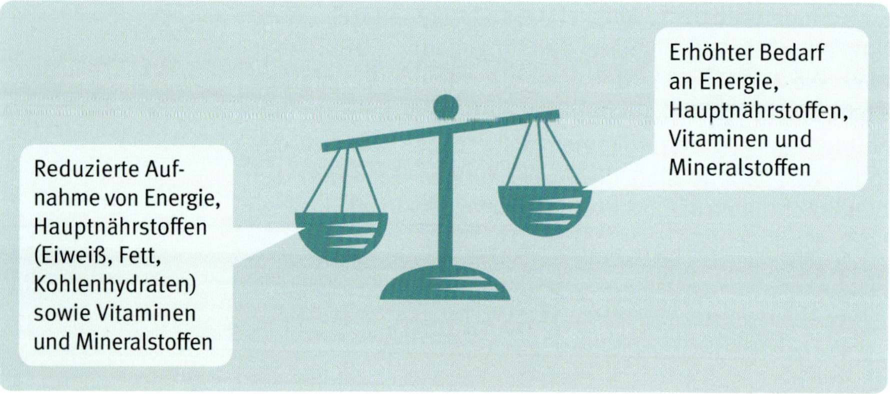
Reduzierte Aufnahme von Energie, Hauptnährstoffen (Eiweiß, Fett, Kohlenhydraten) sowie Vitaminen und Mineralstoffen
Erhöhter Bedarf an Energie, Hauptnährstoffen, Vitaminen und Mineralstoffen

Berechnung des Energiebedarfs

Unter den oben angeführten Umständen ist der Energiebedarf bei COPD-Erkrankten höher als bei Gesunden. Aus diesem Grund werden von ernährungsmedizinischen Fachkräften spezielle Formeln zur Berechnung des individuellen Bedarfs gewählt (z. B. gibt es von Moore et al., 1988, eine speziell für Patientinnen und Patienten mit COPD erstellte Formel). In der Praxis hat sich jedoch die Berechnung mit dem Energiequotient (EQ) durchgesetzt. Für immobile Betroffene wird der EQ = 20–25, für mobile

der EQ=30 und für PatientInnen mit einer Exazerbation der EQ=30–35 angenommen.
Berechnungsbeispiel: männlicher Patient, mobil, akute Exazerbation, 64 Jahre, 73 kg, 180 cm ⇢ 73 kg × EQ 35 = 2.555 kcal Gesamtenergiebedarf. Wichtig ist hierbei, dass bei Übergewichtigen das Soll-Gewicht und bei Untergewichtigen das Ist-Gewicht zur Berechnung herangezogen wird.

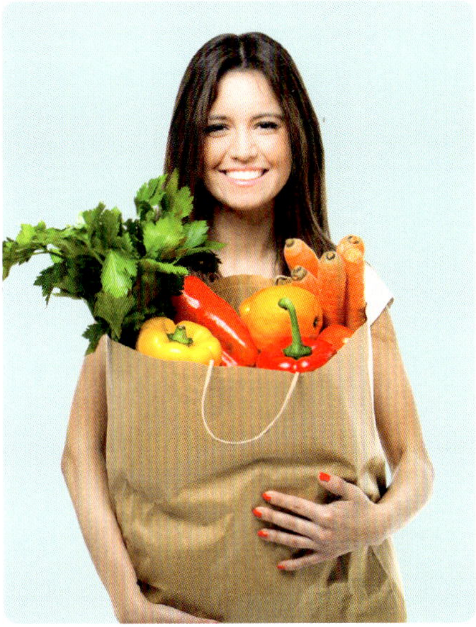

Im Durchschnitt kann davon ausgegangen werden, dass der Energiebedarf bei COPD-Betroffenen um ca. 400–800 Kilokalorien pro Tag erhöht ist. Dies entspricht einer Hauptmahlzeit.

Einschätzung des Ernährungszustandes

Neben der optischen **Beurteilung der Körperzusammensetzung** (z. B. abgemagerter Körper, schlaffe Hautfalten, hervorstehende Knochen, dunkle Augenringe, weiße Gesichtsfarbe, Einrisse in den Mundwinkeln, brüchige Haare und Nägel) ist der **Gewichtsverlauf** ein wichtiger Indikator für Mangelernährung.

Bei einem **ungewollten Gewichtsverlust** von
› 5 % des Körpergewichtes in drei Monaten oder
› 10 % des Körpergewichtes in sechs Monaten
wird von Mangelernährung gesprochen.

Auch der **Body-Mass-Index (BMI)** gibt Auskunft über den Ernährungszustand. In der folgenden Tabelle können Sie Ihren BMI auf einfache Art ermitteln. Suchen Sie hierfür in der linken Zeile Ihre Körpergröße und in der obersten Zeile Ihr Körpergewicht:

Kennen Sie Ihren Body-Mass-Index?

	Gewicht													
Größe	45	50	55	60	65	70	75	80	85	90	95	100	105	110
1,95	11,8	13,1	14,5	15,8	17,1	18,4	19,7	21,0	22,4	23,7	25,0	26,3	27,6	28,9
1,90	12,5	13,9	15,2	16,6	18,0	19,4	20,8	22,2	23,5	24,9	26,3	22,7	29,1	30,5
1,85	13,1	14,6	16,1	17,5	19,0	20,5	21,9	23,4	24,8	26,3	27,8	29,2	30,8	32,1
1,80	13,9	15,4	17,0	18,5	20,1	21,6	23,1	24,7	26,2	27,8	29,3	30,9	32,4	34,0
1,75	14,7	16,3	18,0	19,6	21,2	22,9	24,5	26,1	27,8	29,4	31,0	32,7	34,3	36,9
1,70	15,6	17,3	19,0	20,8	22,5	24,2	26,0	27,7	29,4	31,1	32,9	34,6	36,3	38,1
1,65	16,5	18,4	20,2	22,0	23,9	25,7	27,5	29,4	31,2	33,1	34,9	36,7	38,6	40,4
1,60	17,6	19,5	21,5	23,4	25,4	27,3	29,3	31,3	33,2	35,2	37,1	39,1	41,0	43,0
1,55	18,7	20,8	22,9	25,0	27,1	29,1	31,2	33,3	35,4	37,5	39,5	41,6	43,7	45,8
1,50	20,0	22,2	24,4	26,7	28,9	31,1	33,3	35,6	37,8	40,0	42,2	44,4	46,7	48,9

COPD-Betroffene sollten einen BMI im **oberen Normbereich** (zwischen 23 und 27 kg/m²) anstreben. Ab einem BMI von ≤ 21 kg/m² spricht man von **Untergewicht** und ab einem BMI von >29,9 kg/m² von **Übergewicht**.

Als alleiniger Indikator kann der BMI zu Fehleinschätzungen führen, da er keine Aussagen über die **Körperzusammensetzung** (Fettmasse, Muskelmasse, Körperwasser) liefert. Beispielsweise können Wassereinlagerungen oder eine hohe Fettmasse in Kombination mit einer reduzierten Muskelmasse einen scheinbar „normalen" BMI ergeben. Für den Krankheitsverlauf ist jedoch die Muskelmasse ausschlaggebend. Daher ist die isolierte Beurteilung des Körpergewichtes nur begrenzt sinnvoll, es sollte aber dennoch regelmäßig kontrolliert werden.

Die Körperzusammensetzung kann mittels **Bioelektrischer Impedanzanalyse (BIA)** durch eine ernährungsmedizinische Fachkraft gemessen werden. Diese liefert genaue Daten zum individuellen Ernährungs- und Trainingszustand und sollte im Idealfall regelmäßig wiederholt werden.

Tipps für einen guten Ernährungszustand

- Streben Sie ein **Normalgewicht** (siehe BMI-Tabelle, S. 24) **mit einem guten Ernährungszustand** an. Gewichtsverlust und Untergewicht, aber auch Übergewicht und Gewichtszunahme gehen mit vermehrten Komplikationen im Krankheitsverlauf einher.
- Der Verlust von Muskelmasse hat einen direkten Einfluss auf die körperliche Belastungsfähigkeit sowie die Lebensqualität. Betätigen Sie sich daher regelmäßig körperlich!
- Führen Sie ein **Ernährungstagebuch**. In diesem können Sie Ihr Essverhalten sowie Ihre Lebensmittelauswahl aufschreiben. Sollten sich Beschwerden und Unverträglichkeiten nach dem Essen zeigen, notieren Sie diese ebenfalls.
- Nehmen Sie **Hilfe** in Anspruch! Eine ernährungsmedizinische Betreuung – mit regelmäßiger Erfassung und Kontrolle Ihres Ernährungszustandes – ist ein wichtiger Bestandteil in der erfolgreichen Therapie von COPD. Ideal: Besuchen Sie eine COPD-Schulung in Ihrem örtlichen Therapiezentrum und nehmen Sie im Bedarfsfall eine individuelle **ernährungsmedizinische Beratung** in Anspruch.
- Basis der Ernährung ist – unabhängig vom Ernährungszustand – eine **ausgewogene energie-, eiweiß- und vitaminreiche Mischkost**, die ausreichend Vollkornprodukte, Gemüse und Obst liefert.

Hier finden Sie die wichtigsten **Komponenten einer ausgewogenen Ernährung** im Überblick:

❶ **Eiweiß:** Fleisch, Fisch, Tofu, Eier und Milchprodukte versorgen den Körper mit biologisch hochwertigem Eiweiß.

❷ **Fett:** Raps-, Oliven-, Leinsamen-, Walnuss- und Sojaöl liefern essenzielle Fettsäuren und fettlösliche Vitamine. Fettreiche Milchprodukte (z. B. Crème fraîche, Butter, Rahm oder Obers/Sahne) stellen bei Untergewicht wichtige Kalorien und somit Energie zur Verfügung. Fettreiche heimische Fische und Meeresfische sowie pflanzliche Öle enthalten entzündungshemmende Stoffe und wirken dadurch positiv.

❸ **Kohlenhydrate:** Vollkorn-Getreideprodukte (ggf. für bessere Verträglichkeit fein vermahlen in Brot, Gebäck, Nudeln, Semmelknödel), (Natur-)Reis und Kartoffeln bilden die Basis der Ernährung und enthalten neben wichtigen Ballaststoffen auch Vitamine und Mineralstoffe. Durch den Einsatz von Polenta, Amarant, Quinoa, Zartweizen oder Hirse bringen Sie gesunde Abwechslung in Ihren Speiseplan.

❹ **Antioxidantien, sekundäre Pflanzenstoffe, Vitamine** (v. a. Vitamin C, A, E, Folsäure) **und Mineralstoffe** (Zink,

Selen, Magnesium): Frisches, saisonales Gemüse und Obst als Smoothie, Saft (evtl. mit Wasser verdünnt) oder vitaminschonend zu den Haupt- und Zwischenmahlzeiten zubereitet sollten fünfmal täglich verzehrt werden.

5. **Trinken Sie eineinhalb bis zwei Liter täglich:** Stilles Mineral- und Tafelwasser, milde – mit Wasser verdünnte – Frucht- und Gemüsesäfte (ideal: Kombination aus Obst und Karottensaft), ungesüßte bis leicht gesüßte Kräuter- und Früchtetees sind ideale Durstlöscher und lockern den Schleim in der Lunge. Bei Untergewicht empfehlen sich (Soja-)Milch- und Joghurtshakes mit einem Schuss Öl oder Schlagobers/Sahne sowie gesüßte Getränke.

Tipp

Kombinieren Sie Obst und Gemüse mit Milch- oder Sojaprodukten für eine ausreichende Eiweiß- und Kalziumversorgung. Auch fein vermahlene Vollkornprodukte, Fleisch- und Fischwaren liefern wichtige Mikronährstoffe und sollten regelmäßig in Ihre Ernährung integriert werden.

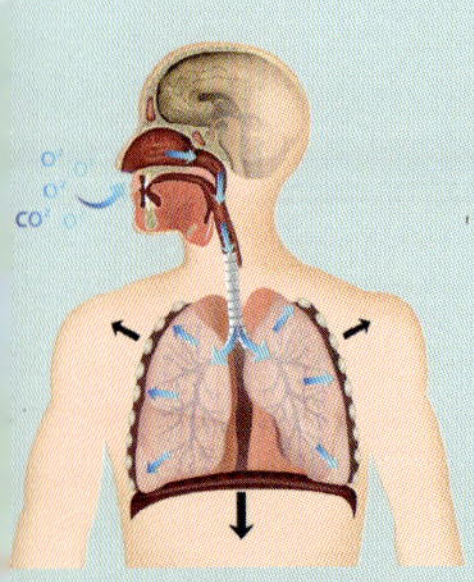

Inspiration (Einatmung)

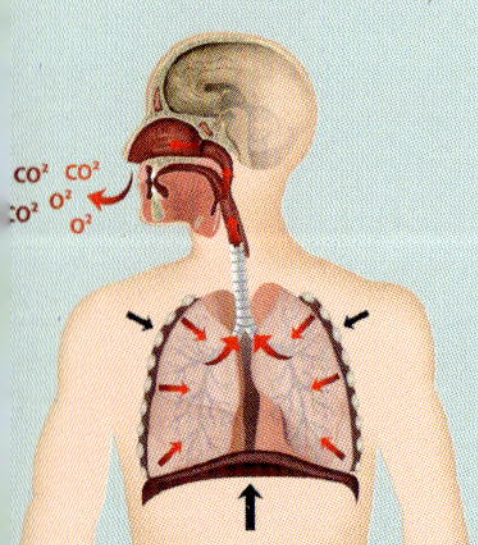

Exspiration (Ausatmung)

Wasting

Neben dem Ausmaß der Lungenerkrankung beeinflusst die **Funktion der Skelettmuskulatur** die Belastbarkeit von COPD-Betroffenen. Die körperlichen Veränderungen bei COPD fördern die Reduktion der Muskelmasse. Auch Immobilität, ein niedriger BMI, lokale entzündliche Prozesse im Organismus, Medikamente, der erhöhte Energiebedarf aufgrund von Infekten sowie periphere hypoxische Zustände (d.h. Sauerstoffmangel in den äußeren Zonen des Körpers, z.B. Gliedmaßen, herzferne Blutgefäße) begünstigen die Muskelveränderungen. Dieser Effekt wird „Wasting" genannt und betrifft auch normal- und übergewichtige COPD-Betroffene.

Wasting tritt bereits in den frühen Stadien der Krankheit auf und führt zu einem **Rückgang der Atemhilfsmuskulatur und der fettfreien Muskelmasse**. Häufig wird Wasting spät erkannt, da das Körpergewicht durch eine erhöhte Fettmasse oder mehr Wassereinlagerungen einige Zeit stabil bleibt.

Folgen des Wastings:

- Kraftverlust der Skelettmuskulatur und somit auch Atemmuskulatur
- krankheitscharakteristische Beschwerden wie Dyspnoe (Atemnot)
- eventuell Reduktion des Körpergewichtes und somit des Body-Mass-Index (BMI)
- Verschlechterung des Krankheitsverlaufs

Welche Ernährungstipps können helfen?

- **Steigern Sie die Eiweißzufuhr** in Ihrer Ernährung. Hierbei spielt die sogenannte biologische Wertigkeit eine große Rolle. Eiweißreiche Lebensmittel haben eine hohe biologische Wertigkeit, wenn sie gut in körpereigenes Eiweiß umgewandelt werden können. **Tierische Eiweißlieferanten** wie Milch und Milchprodukte, Fleisch, Fisch und Eier haben eine sehr hohe biologische Wertigkeit. **Pflanzliche Eiweißquellen** haben eine geringere biologische Wertigkeit – mit Ausnahme der Hülsenfrüchte (v. a. Soja), da diese als sehr wertvoll gelten. Das pflanzliche Eiweiß aus Kartoffeln und Getreide kann allerdings durch die Kombination mit tierischem Eiweiß aufgewertet werden. Dabei wird vom „biologischen Ergänzungswert“ gesprochen. Beispiele dafür sowie für die Berechnung Ihres individuellen Eiweißbedarfes finden Sie im Kapitel „Eiweißbedarf“ ab S. 35.
- **Vermeiden Sie Mangelernährung** und achten Sie auf Energieträger wie Kohlenhydrate und Fett in Ihren Mahlzeiten.
- Vor allem **Magnesium** spielt bei drohendem Muskelabbau eine wichtige Rolle in der Ernährung. Durch die Zufuhr von 300–350 mg Magnesium täglich kann der Muskelaufbau unterstützt werden.

Magnesium ist u. a. in folgenden Lebensmitteln zu finden: fein vermahlene Vollkornprodukte (Vollkorntoastbrot, Grahamweckerl/-brötchen, fein vermahlenes Vollkornbrot und -gebäck), Mais, Kartoffeln, Reis, Spinat, Milch und Milchprodukte, Fleisch, Fisch, Hülsenfrüchte, Beeren, Bananen, Cashewnüsse, Mandeln, Haselnüsse, Kerne und Samen. Auch magnesiumreiche Mineralwasser (ab 50 mg Magnesium/1 Liter) stellen günstige Lieferanten dar.

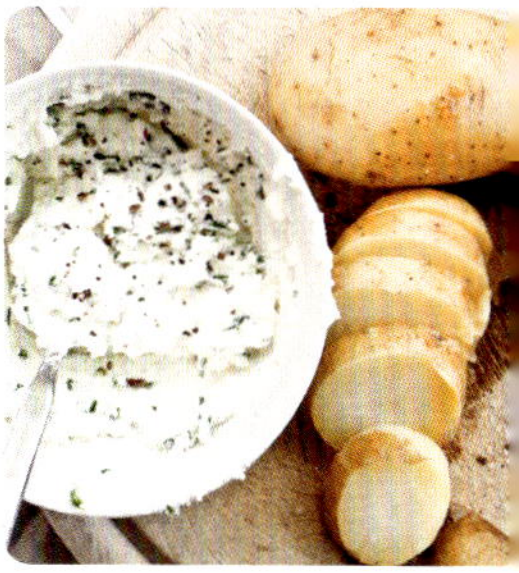

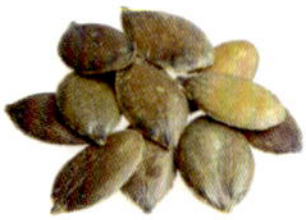

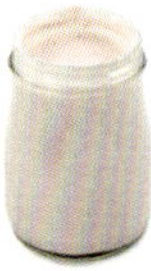

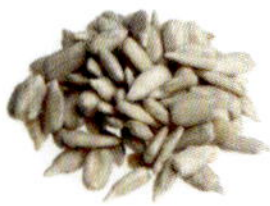

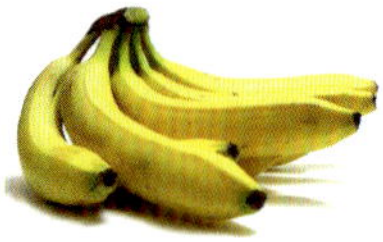

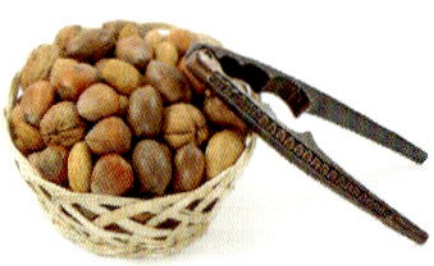

Beispiele für die tägliche Magnesiumdeckung

- 1 Handvoll Kürbiskerne (100 g) mit gesamt 400 mg Magnesium
- 40 g Amarant + 150 g Joghurt + 2 EL Sonnenblumenkerne + 1 Banane als Amarant-Fruchtjoghurt mit gesamt 315 mg Magnesium
- 200 g Zanderfilet + 60 g Reis halbpoliert + 200 g Kohlrabi + 100 g Erbsen (als Hauptmahlzeit) + 2 EL Nüsse (als Snack) + 250 ml Trinkkakao (als Zwischenmahlzeit) mit gesamt 294 mg Magnesium

Mangelernährung und Untergewicht

Die Mangelernährung ist bei ca. 20–40 % der Betroffenen ein Thema und tritt häufig bei Erkrankten mit Emphysemen auf. Durch die Überblähung der Lunge ist die Atemarbeit besonders energieaufwendig. Als mangelernährt gelten Erkrankte, die zu wenig Energie (Kalorien), Eiweiß, Vitamine und Mineralstoffe aufnehmen.

Fett und Kohlenhydrate in der Ernährung dienen der Energiegewinnung. Eiweiß hingegen wird für den Aufbau und zur Reparatur von Zellen in Muskeln, Sehnen, Bändern, bei der Blutbildung, im Immunsystem u. v. m. verwendet.

Eine verminderte Belastungsfähigkeit ist eng mit Untergewicht gekoppelt. Mit dem Voranschreiten der COPD entwickelt sich häufig eine sogenannte **pulmonale Kachexie**, das heißt eine starke Abmagerung des Körpers bis zu einem hageren Körperbau. Einerseits führt die Nahrungsaufnahme bei den Betroffenen zu **Atemnot** und wird daher häufig reduziert. Andererseits entsteht aufgrund der erhöhten Atemmuskelarbeit ein **erhöhter Energieverbrauch** (Kalorienverbrauch).

Unterernährung verschlechtert die Prognose bei COPD. Mit Voranschreiten der Mangelernährung kommt es sukzessive zu einer Verschlechterung der Erkrankung. Damit stellt die Abnahme des Körpergewichtes – unabhängig von Parametern der Lungenfunktion – einen selbstständigen Risikofaktor dar. Die Gewichtsabnahme wird anfangs jedoch häufig durch Fett- oder Wassereinlagerungen im Körper verdeckt.

Zur Bestimmung und zur Beurteilung des Ernährungszustandes der Muskelmasse ist die BIA-Messung am besten geeignet (siehe S. 24).

Teufelskreis der Mangelernährung

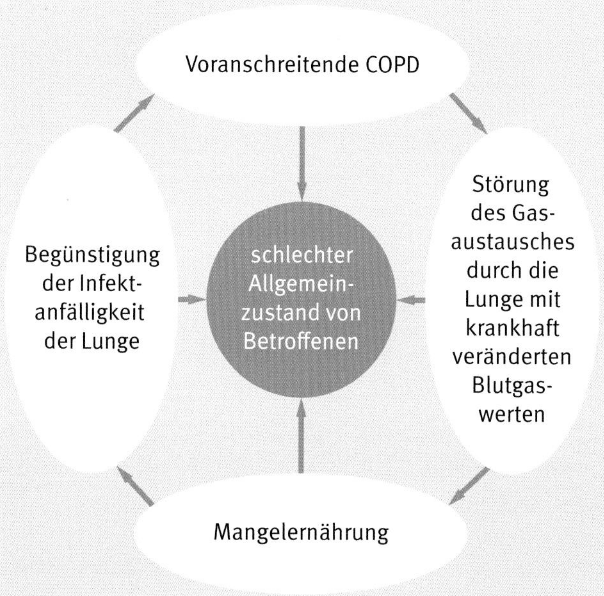

Auslöser und Risikofaktoren für Mangelernährung und Untergewicht bei COPD

- krankheitsbedingter **erhöhter Energiebedarf beim Ein- und Ausatmen**, u.a. aufgrund der reduzierten Elastizität des Brustkorbs und der mechanisch erschwerten Ausgangslage bei Überblähung
- unzureichende Energiezufuhr
- die Schwierigkeit, bei Atemnot gleichzeitig vermehrt Nahrung aufzunehmen, um den erhöhten Energiebedarf auszugleichen
- **Schwäche** und Immobilität: Lebensmitteleinkauf ist erschwert, Essgelüste werden nicht mehr durch Einkauf von frischen Lebensmitteln geweckt
- mangelnde Motivation zum Kochen und zum Essen
- ausgeprägte **Appetitlosigkeit**
- einseitige Ernährung
- vermindertes Geruchs- und Geschmacksempfinden, Appetitlosigkeit, frühzeitige Sättigung, schlechter Zahnstatus, Schluck- und Kauprobleme
- **Atemnot**, die sich durch das Kauen von Essen verstärkt
- Magen-Darm-Beschwerden (Völlegefühl, Blähungen, Verstopfung)
- Müdigkeit
- zusätzliche **chronische Erkrankungen** (z.B. Herz-Kreislauf-Erkrankungen, Nierenerkrankungen etc.), die bereits zu Muskelverlust und Abmagerung führen

Folgen der Mangelernährung

- Gewichtsverlust
- eingeschränkte Lungenfunktion und reduziertes Lungenvolumen
- schwindende Muskelmasse, verminderte Belastbarkeit
- geschwächtes Immunsystem, erhöhtes Risiko für Infekte
- längerer und komplizierterer Verlauf von primären und sekundären Krankheiten

Tipp

Beenden Sie das Rauchen! Nach einer erfolgreichen Raucherentwöhnung kommt es bei vielen Betroffenen zu einer durchschnittlichen Gewichtszunahme von drei bis vier Kilogramm.

Besonders **ältere Betroffene** haben ein hohes Risiko, eine Mangelernährung zu entwickeln, da diese im Alter durch den altersbedingten, physiologischen Abbauprozess begünstigt wird.

Welche Ernährungstipps können helfen?

- Gestalten Sie Ihre Ernährung **energie- und eiweißreich**.
  - Dabei kann dem Fett besonderes Augenmerk geschenkt werden. Fett ist energiedichter als andere Nährstoffe und liefert dadurch viele Kalorien. In Studien konnte nicht eindeutig belegt werden, ob sich die Atemleistung und die körperliche Belastbarkeit bei einer fett- oder kohlenhydratreichen Ernährungsform verbessert. Ältere Studien sprechen für Fett, jüngere Studien für Kohlenhydrate, neueste Studien entkräften beide Erkenntnisse. Schlussendlich zählt die Summe der täglich aufgenommenen Kalorien und wie diese am besten dem Körper zugeführt werden können.
  - Verwenden Sie Margarine oder Butter für kalte Mahlzeiten, Beilagen und Gemüse. Sparen Sie nicht mit hochwertigem pflanzlichen Öl.
  - Nüsse oder Mandelmus eignen sich zum Verfeinern von Salaten, Obst- und Milchspeisen.
  - Avocadocreme passt kalt aufs Brot oder als Dip zu Fleisch- und Fischgerichten.
  - Nehmen Sie Mascarpone oder Schlagobers/Sahne für Desserts.
  - Setzen Sie bewusst pflanzliches Eiweiß durch Hülsenfrüchte ein, z. B. in Form von Hummus als Aufstrich oder Dip, Linsenlaibchen, Falafel, Bohneneintopf etc.
- Wählen Sie bewusst vollfette Milch und Milchprodukte (Vollmilch, Schlagobers/Sahne, Crème fraîche) sowie Käse und Wurst mit einer **höheren Fettstufe**.
- Beginnen Sie die Mahlzeiten mit den energiereichen Komponenten. Wenn Sie satt sind und nicht alles aufessen können, haben Sie zumindest so viele Kalorien wie möglich aufgenommen.
- Verfeinern Sie Ihre Gerichte mit Traubenzucker, Zucker, Honig oder Ahornsirup. Trinken Sie keine „leeren“ Kalorien, sondern mit Wasser verdünnte Fruchtsäfte und -sirupe.

- Essen Sie **mehrere kleinere Haupt- und Zwischenmahlzeiten** (6–8 Mahlzeiten) über den Tag verteilt. Die Zufuhr größerer Energiemengen innerhalb kurzer Zeit kann zu einer stärkeren Belastung des Körpers führen. Richten Sie Ihre Mahlzeiten appetitlich an.
- Vorschläge für Zwischenmahlzeiten: Smoothies, selbst hergestellte (Soja-)Milchshakes mit Schlagobers/Sahne oder Eis verfeinert, Sahnepuddings, Joghurt oder Topfen-/Quarkspeisen mit frischen Früchten, Obstsalate mit Nüssen, passierte Banane.
- Stellen Sie in Ihrer Wohnung kleine Schälchen mit Knabbereien auf, um zwischendurch darauf zugreifen zu können.
- Bewahren Sie Lieblingsspeisen und -snacks immer auf Vorrat zu Hause auf.
- Der Einsatz von **Trink- und Zusatznahrungen** als zusätzliche Energiequelle ist häufig der Schlüssel zum Erfolg. Betroffene mit Appetitmangel und Unterernährung können dadurch extra Energie, Eiweiß und Mikronährstoffe aufnehmen. Konsumieren Sie diese jedoch nicht als Ersatz für eine Mahlzeit! Die Empfehlung lautet: häufige, kleine Portionen (3 × 125 ml pro Tag) über den Tag verteilt.
- Wie steht es um Ihre Zähne? Eine eventuell nötige Sanierung der **Zähne** ist eine wichtige Komponente zur Verhinderung bzw. Bekämpfung der Mangelernährung.
- Rezeptideen und weitere Tipps zur Anreicherung von Speisen finden Sie im Rezeptteil ab S. 98 sowie im Anhang ab S. 144.

Übergewicht

Bei einem Body-Mass-Index (BMI) von über 30 kg/m^2 – verbunden mit erhöhter Fettmasse – wird von krankhaftem Übergewicht oder **Adipositas** gesprochen (siehe S. 24). Adipositas wirkt sich negativ auf das Krankheitsgeschehen bei COPD aus.

Zum einen führt die erhöhte Fettmasse zu stärkerer körperlicher Belastung und konsequent zu einer gesteigerten Atemarbeit. Andererseits erhöht die Fettmasse – vor allem das Bauchfett („viszerales Fett") – den Entzündungsprozess im Organismus. Das Risiko für Begleiterkrankungen wie **Diabetes mellitus Typ 2, Bluthochdruck, erhöhte Blutfettwerte** (Cholesterin, Triglyzeride) oder **obstruktive Schlafapnoe** ist bei krankhaft übergewichtigen Patientinnen und Patienten viel höher als bei normalgewichtigen. Die Gefahr für einen negativen Krankheitsverlauf ist dadurch gesteigert.

Als **obstruktive Schlafapnoe** werden eine Verlegung der oberen Atemwege und die dadurch entstehende Einschränkung der Atmung bezeichnet. Dementsprechend kann es zu nächtlichen Atemstillständen und zahlreichem unbewussten Erwachen kommen. Ausgeprägte Tagesmüdigkeit (inkl. häufigem Sekundenschlaf) ist u. a. die Folge.

Bei einer Gewichtsreduktion ist es wichtig, auf den Erhalt der Muskelmasse zu achten. Dafür sollte die Alltagsbewegung (Treppen steigen, zu Fuß gehen) gesteigert und drei Mal pro Woche zumutbarer Sport getrieben werden. Weiters ist die Eiweißzufuhr über die Nahrung ausschlaggebend. Wie viel Eiweiß Sie täglich essen sollten und in welchen Lebensmitteln dieses enthalten ist, finden Sie im Kapitel „Eiweißbedarf“ ab S. 35.

Als Leitfaden für eine gesunde, ausgewogene und fettarme Ernährung gilt die **„Österreichische Ernährungspyramide“** (Abbildung). Viel Gemüse, Obst, Vollkornprodukte und ausreichend Eiweiß aus Hülsenfrüchten, fettarmen Milchprodukten, magerem weißen Fleisch und Fisch sind gut für Sie. Trinken Sie hauptsächlich zuckerfreie Flüssigkeiten. Weitere Hinweise zur Verbesserung Ihrer Ernährungsgewohnheiten bei COPD finden Sie auch in unseren „Tipps für einen guten Ernährungszustand“ auf S. 25.

Österreichische Ernährungspyramide

DIE ÖSTERREICHISCHE ERNÄHRUNGSPYRAMIDE

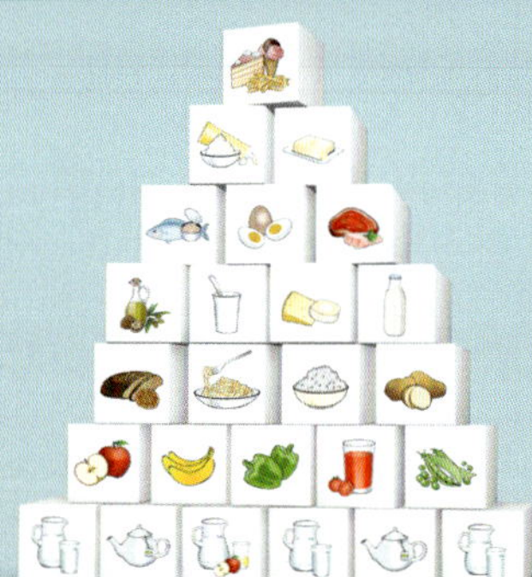

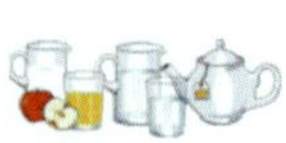

Alkoholfreie Getränke

Täglich min. 1,5 Liter Wasser und alkoholfreie bzw. energiearme Getränke.

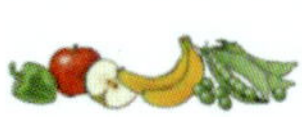

Gemüse, Hülsenfrüchte und Obst

Täglich 3 Portionen Gemüse und / oder Hülsenfrüchte und 2 Portionen Obst.

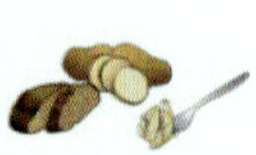

Getreide und Erdäpfel

Täglich 4 Portionen Getreide, Brot, Nudeln, Reis oder Erdäpfel (5 Portionen für sportlich Aktive und Kinder) - vorzugsweise Vollkorn.

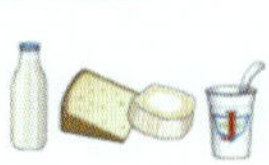

Milch und Milchprodukte

Täglich 3 Portionen fettarme Milch und Milchprodukte.

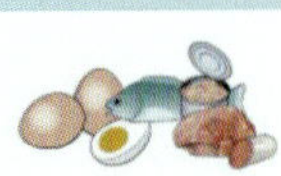

Fisch, Fleisch, Wurst und Eier

Pro Woche 1 - 2 Portionen Fisch. Pro Woche maximal 3 Portionen fettarmes Fleisch oder fettarme Wurstware. Pro Woche maximal 3 Eier.

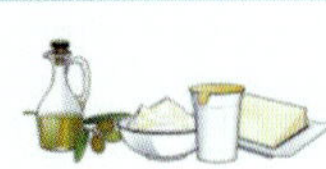

Fette und Öle

Täglich 1 - 2 Esslöffel pflanzliche Öle, Nüsse oder Samen. Streich-, Back- und Bratfette und fettreiche Milchprodukte sparsam.

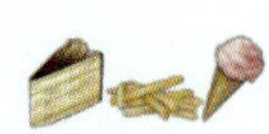

Fettes, Süßes und Salziges

Fett-, zucker- und salzreiche Lebensmittel und energiereiche Getränke selten.

Quelle: Bundesministerium für Arbeit, Soziales und Konsumentenschutz, 2018

Beachten Sie auch beim Konsum von Alkohol die Empfehlungen für eine gesunde Ernährung:

- **Bier:** max. 500 ml bei Männern, 300 ml bei Frauen
- **Wein:** max. $\frac{1}{4}$ l bei Männern, $\frac{1}{10}$ l Wein bei Frauen
- **Schnaps:** max. 6 cl bei Männern, 3 cl bei Frauen
- an max. fünf von sieben Wochentagen

Besprechen Sie den Konsum von Alkohol mit Ihrer behandelnden Ärztin oder Ihrem behandelnden Arzt!

Das „Geheimrezept“ zum erfolgreichen Gewichtsmanagement: die Drei-Komponenten-Faustregel

Kombinieren Sie Ihre Lebensmittel richtig! Um die Ernährungspyramide Mahlzeit für Mahlzeit richtig umsetzen zu können, sollen Ihnen diese Tellerbilder als einfaches „Geheimrezept“ dienen. Im Prinzip sollte jede Speise mehrheitlich aus pflanzlichen Teilen, und zwar vorwiegend Gemüse, bestehen. In Kombination mit der richtigen Menge an Kohlenhydratbeilagen, Fleisch, Fisch und Milchprodukten sieht das so aus:

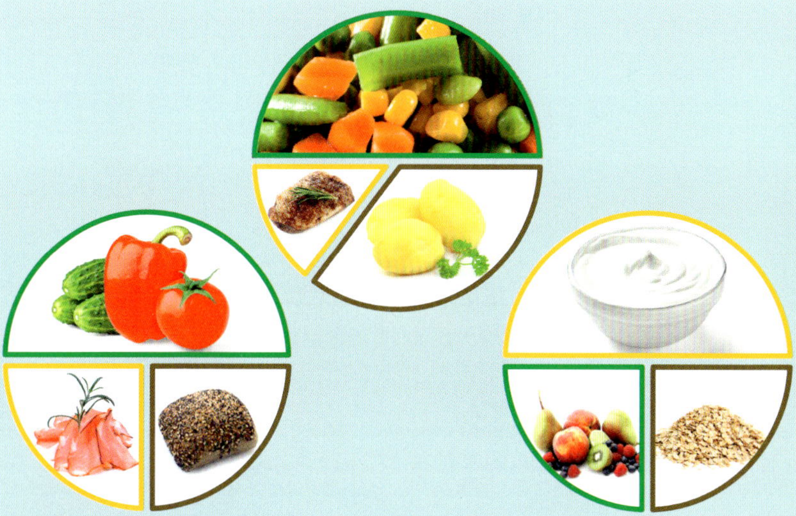

- Gemüse und Salat; Obst
- Brot, Reis, Nudeln, Kartoffeln, Hirse, Polenta, Getreideflocken etc.
- Fleisch, Fisch, Eier, Milchprodukte, Hülsenfrüchte, Tofu

Mengenbeispiel für eine ausgewogene warme Mahlzeit (z. B. Mittagessen)

1. Gemüse und Salat:
mindestens 1 Faust Gemüse und 1 Faust Salat *oder* 2 Fäuste Gemüse *oder* 2 Fäuste Salat

2. Beilagen:
1 Faust Reis oder Nudeln *oder* Kartoffeln *oder* Semmelknödel oder Polenta *oder* Couscous etc.

3. Eiweiß:
1 Handteller Fleisch *oder* 1 Handfläche Fisch oder 2 Fäuste Hülsenfrüchte *oder* 1 bis 2 Eier oder 1 Faust fettarme Milchprodukte (z. B. Mozzarellabällchen, gewürfelter Fetakäse, Magertopfen/-quark, Cottage Cheese etc.) *oder* Tofu

Mengenbeispiel für eine ausgewogene kalte Mahlzeit (z. B. Frühstück, Abendessen)

Beispiel 1

1. Brot und Gebäck:
1 Stück Gebäck *oder* 2 Scheiben Brot

2. Belag:
maximal 1 TL Streichfett, 2–3 Scheiben fettarmer Aufschnitt (z. B. Schinken, Krakauer, kalter Braten, Käse < 35 % F. i. T.) *oder* 1 gehäufter EL fettarmer Aufstrich, z. B. Frischkäse, Liptauer, vegetarischer Aufstrich etc.

3. Gemüse:
mindestens 1 Faust Cocktailtomaten, Minigurken, Radieschen, Paprika, Kohlrabi etc.

Beispiel 2

1. Milchprodukt:
1 Becher (ca. 200 g) fettarmes Joghurt „natur“ *oder* 300 ml fettarme Milch

2. Getreide:
5 EL Vollkorn-Cornflakes *oder* 3 EL ungezuckertes Müsli *oder* Haferflocken

3. Obst:
1 Apfel *oder* 1 Birne oder ½ Banane *oder* 1 Handvoll Beeren etc.

Eiweißbedarf

Zur Ermittlung Ihres täglichen Eiweißbedarfs multiplizieren Sie Ihr Körpergewicht (bzw. Idealgewicht) mit 1,2–1,6 g Eiweiß (z. B. 70 kg × 1,2 g Eiweiß = 84 g Eiweißbedarf pro Tag).

Empfehlung für die Proteinzufuhr

Proteinzufuhr für den Muskelaufbau:
1,6 g/kg Körpergewicht pro Tag
Proteinzufuhr für den Muskelerhalt:
1,2 g/kg Körpergewicht pro Tag

In der Literatur finden sich teilweise höhere Empfehlungen für die tägliche Eiweißzufuhr (bis zu 2,5 g Eiweiß pro kg Körpergewicht pro Tag). Laut Untersuchungen liegt die maximale Eiweiß-Verstoffwechslungskapazität bei max. 1,5–1,7 g Eiweiß pro kg Körpergewicht pro Tag. Bei **übergewichtigen** Betroffenen wird das **Soll-Gewicht** (= Gewicht bei einem BMI von 25 kg/m², siehe Kapitel „Ernährungszustand" auf S. 23) und bei **untergewichtigen** Betroffenen das **Ist-Gewicht** zur Berechnung herangezogen.

Eiweißportionen

Eine bedarfsdeckende Eiweißzufuhr kann mithilfe von sogenannten Eiweißportionen berechnet werden.

Eiweißbedarf:	Portionen Eiweiß/Tag:
51–60 g	2–3 Portionen
61–70 g	3–4 Portionen
71–80 g	4–5 Portionen
81–90 g	5–6 Portionen
91–100 g	6–7 Portionen
› 101 g	individuelle Abklärung durch ernährungsmedizinische Fachkraft nötig

1 Portion entspricht 10 g Eiweiß aus …

- … 300 ml Milch, Buttermilch, Joghurt, Sojamilch etc.
- … 100 g (4 EL) Topfen/Quark, Frischkäse
- … 50 g Käse
- … 50 g Wurst, Schinken
- … 50 g Fisch, Fleisch (roh gewogen)
- … 1 Ei (Gewichtsgröße L)
- … 180 g Linsen, Bohnen, Kichererbsen (aus der Dose)
- … 150 g Erbsen (frisch oder tiefgekühlt)
- … 100 g Tofu

Günstige Lebensmittelkombinationen aus pflanzlichem und tierischem Eiweiß

Kombinationen aus tierischem und pflanzlichem Eiweiß	Speisenvorschläge
Getreide mit Ei	Palatschinken/Pfannkuchen, Semmelknödel, Eierschöberl-Suppeneinlage
Getreide mit Milchprodukten	Milchreis, Grießbrei, Brot mit Käse, Nudelauflauf mit Käse, Grieß-Topfen/Quark-Auflauf, Reisauflauf, Topfentorte
Kartoffeln mit Milchprodukten	Kartoffelpüree mit Milch, Ofenkartoffel mit Topfen-Joghurt-Sauce, Topfen-/Quarkgnocchi, Topfen-/Quarklaibchen
Kartoffeln mit Ei	Kartoffelknödel, Kartoffelomelette/Eierkuchen, Kartoffelauflauf

Viele schmackhafte Eiweißkombinationen finden Sie im Rezeptteil ab S. 58.

In der Apotheke oder im Handel erhältliche eiweißreiche Trink- und Zusatznahrungen enthalten zwischen 16 und 20 g Eiweiß pro 200-ml-Packung und können ebenfalls in Eiweißportionen umgerechnet werden (1,5–2 Eiweißportionen). Zusatznahrungen sind am besten gekühlt zu trinken. Mittlerweile hat sich das Sortiment von eiweißangereicherten Milchprodukten in den Supermärkten auch bei uns etabliert (im Kühlregal zu finden, z. B. Arla®, Chiefs®, Nöm®Pro). Kosten Sie sich durch! Diese Produkte sind gut bei Normal- und Übergewicht (nicht bei Untergewicht) geeignet, da sie wenige Kalorien liefern.
Für einen höheren Eiweißanteil können Sie auch cremige Speisen oder Getränke (z. B. Cremesuppen, Dessertcremes oder Shakes) mit Eiweißpulver anreichern. Auch hier kann auf der Packungsdeklaration die Eiweißmenge pro Esslöffel Pulver nachgelesen und in Eiweißportionen umgerechnet werden.

Tipp

Um Klümpchen zu vermeiden, rühren Sie 1–2 EL Eiweißpulver in der doppelten Menge Milch an, bevor Sie es der Speise beimengen. Meistens bestehen Eiweißpulver nämlich zu 80–90% aus Eiweiß in der Trockenmasse. Somit enthalten z. B. 100 g Pulver 90 g Eiweiß. 1 gestrichener Esslöffel Pulver mit 11 g Trockenmasse enthält somit 10 g Eiweiß (= 1 Eiweißportion).

Vorsicht bei gepökeltem Fleisch wie z.B. Geselchtem, Surfleisch, Speck, Würstchen, Schinken oder Salami. Es enthält Nitrite, die die Entstehung von COPD laut einigen Untersuchungen begünstigen können. Grund dafür scheint zu sein, dass sich durch die hohe Salzbelastung im Körper toxische Stickstoffverbindungen bilden, die das Lungengewebe schädigen. Ein selbst zubereiteter Bratenaufschnitt sowie frische und selbst gekochte Fleischspeisen sind hier eine gute Alternative.

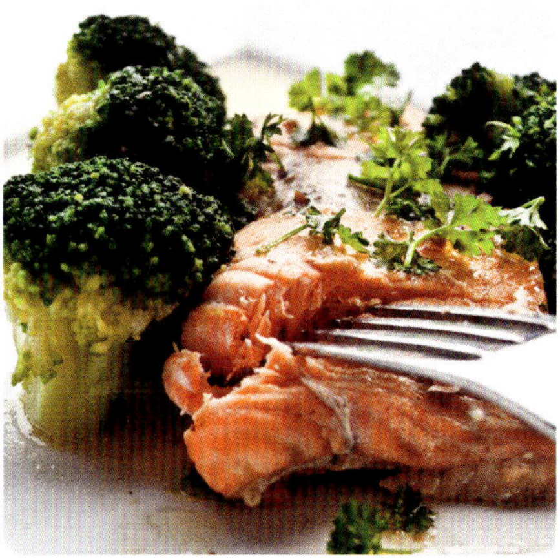

Entzündungshemmende Lebensmittel

Da die COPD durch eine chronische Entzündung der kleinen Atemwege und des Lungengewebes charakterisiert ist, liegt eine hohe Zufuhr an Lebensmitteln mit entzündungshemmenden Eigenschaften nahe, zumal durch die medikamentöse Therapie gegen das Entzündungsgeschehen teils starke Nebenwirkungen entstehen. In einigen Studien wurde die positive Wirkung einer **antiinflammatorischen (entzündungshemmenden) Ernährung** bereits bestätigt. Eine Empfehlung zur Einnahme von Nahrungsergänzungsmitteln – reich an diesen Inhaltsstoffen – gibt es aufgrund fehlender Datenlage jedoch nicht.

Die folgenden Nahrungsmittel weisen entzündungshemmende Wirkungen in unserem Körper auf:

Gruppe	Nährstoffe	Vorkommen	Vermutete Wirkungsweise
Omega-3-Fettsäuren	DHA, EPA	Raps-, Lein-, Soja- oder Walnussöl; fettreicher heimischer Fisch (z.B. Alpenlachs, Saibling, Karpfen), fettreicher Seefisch (z.B. Makrele, Lachs, Hering, Sardine), Walnüsse, Leinsamen, Avocado	• steigern Belastungstoleranz • wirken sich positiv auf die Sauerstoffsättigung aus

<table>
<tr><td rowspan="6">Anti-
oxidantien</td><td>Betacarotin (Vitamin A)</td><td>Süßkartoffeln, Karotten, Kürbis, Marillen/Aprikosen, Pfirsiche, Spinat, Mangold, Blattsalate, Tomaten</td><td rowspan="6">• puffern schädliche, entzündungsfördernde „freie Radikale“ im Körper ab
• beugen Zellstress und Organschädigung vor</td></tr>
<tr><td>Vitamin C</td><td>Paprikaschoten, Zitrusfrüchte, Kiwi, Beerenfrüchte, Ananas, Kohlrabi, Brokkoli, Kartoffeln</td></tr>
<tr><td>Vitamin E</td><td>Weizenkeimöl, Vollkorngetreide, Samen, Nüsse</td></tr>
<tr><td>Selen</td><td>Hirse, Hafer, Fisch, Geflügel, Steinpilze, Eier, Paranüsse</td></tr>
<tr><td>Magnesium</td><td>Vollkorngetreide, Geflügel, Fisch, Kartoffeln, Bohnen, Linsen, Beerenfrüchte, Bananen, Nüsse, Kerne</td></tr>
</table>

Wie können Sie diese Empfehlungen für sich im Alltag umsetzen?

- **Fünf Portionen Obst, Gemüse und Hülsenfrüchte** pro Tag (insgesamt ca. 400 g) – dann sind Sie mit den wichtigen Vitaminen, Mineralstoffen und Antioxidantien versorgt. Sorgen Sie für eine bunte Mischung und Abwechslung – je nach saisonalem und regionalem Angebot – bei Ihren Haupt- und Zwischenmahlzeiten.
- Genießen Sie täglich **Nüsse und Avocados**. Tipp: Nüsse oder Mandelmus im Müsli, Joghurt, Dessert, Salat oder zum Knabbern zwischendurch; Avocado im Salat oder als Dip zu Fleisch, Fisch, Gemüse und Wraps.
- Verwenden Sie **Rapsöl** zum Zubereiten Ihrer warmen Speisen und **Leinöl** oder **Walnussöl** zum Verfeinern von kalten Mahlzeiten.
- Fettreiche – bevorzugt heimische – **Fische** (z. B. Alpenlachs, Saibling, Karpfen, Lachsforelle) und fettreiche Meeresfische (Makrele, Hering, Sardine, Wildlachs) sollten ein- bis zweimal pro Woche auf dem Speiseplan stehen.
- Gehen Sie **sparsam** mit entzündungsfördernden **tierischen Fetten** wie Innereien, fettreichen Fleisch- und Wurstwaren (Speck, Salami, Extrawurst, Leberkäse) oder fettreichen Milchprodukten (Schlagobers/Sahne, Crème fraîche, Sauerrahm/saure Sahne, Käse über 35 % F. i. T.), Schmalz, Butter sowie Kokosfetten um.
- **Meiden Sie den Konsum von Transfettsäuren** in Form von Fast Food, Chips, Frittierfetten oder fettreichen Backwaren. Vor allem Blätter- und Plunderteiggebäck enthält viel von diesen schlechten Fetten.

Osteoporose

Die Ernährung unterstützt nicht nur die Therapie der COPD, sondern beeinflusst auch das Auftreten und den Verlauf von Folgeerkrankungen. Da entzündliche Veränderungen im Körper, Immobilität, Verminderung der Muskelmasse, Zigarettenkonsum und Nährstoffmangel (vor allem Vitamin D und Kalzium) unseren Knochenstoffwechsel stark betreffen, kann Osteoporose im Krankheitsverlauf der COPD entstehen. Durch die vorherrschende Kortikosteroidtherapie bei COPD steigt das Risiko noch mehr. Dieser entzündungshemmende Wirkstoff wird eingesetzt, um die chronischen entzündlichen Prozesse bei COPD zu behandeln. Die Kehrseite der Medaille ist jedoch, dass **Cortison den Knochenabbau begünstigt**. Mögliche Folgen sind Brüche im Bereich der Brustrippen und -wirbelsäule.

Welche Ernährungstipps können helfen?

- Achten Sie auf eine kalzium-, vitamin- und eiweißreiche Ernährung.
- **Kalzium** ist enthalten in
  - Milch und Milchprodukten (Käse, Joghurt, Sauermilch, Buttermilch, Topfen/Quark, Hüttenkäse bzw. „Cottage Cheese“),
  - kalziumangereicherten Sojaprodukten (Sojadrink, -joghurt, -dessert) sowie kalziumangereicherten Reis- oder Haferdrinks,
  - Gemüse und Gemüsesäften (Brokkoli, Fenchel, Fisolen/grüne Bohnen, Grünkohl, Kohlrabi, Rucola, Lauch/Porree, Sellerie);
  - **Tipp:** grüner Smoothie als Zwischenmahlzeit
  - Obst und (kalziumangereicherten) Obstsäften (Beerenfrüchte, Kiwi, Orangen/Hohes C + Kalzium),
  - Samen und Nüssen (Sesam, Mandeln, Mohn),
  - kalziumreichem Mineralwasser mit mind. 150 mg Kalzium pro 1 Liter (z. B. Alpquell®, Juvina®, Long Life®).
  - Tagesempfehlung: Täglich sollten 1.000 bis max. 1.500 mg Kalzium verzehrt werden.

    Tagesbeispiel: 1 Glas Sojamilch, 1 Scheibe fein vermahlenes Vollkornbrot mit 30 g Edamer Käse, 200 g Grünkohl und 1 mittelgroße Orange.

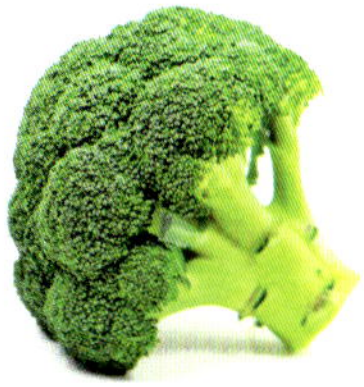

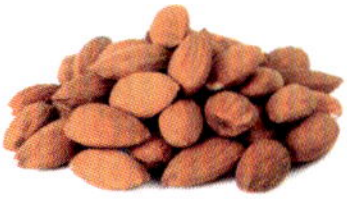

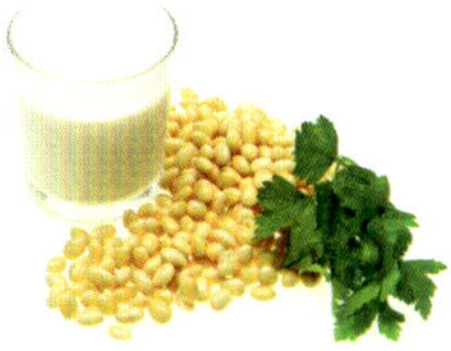

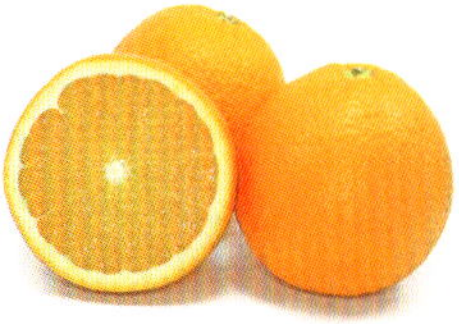

- **Vitamin D** benötigt der Organismus für starke Knochen.
  - Hier wird eine Menge von ca. 800 bis 2.000 IE (= Internationale Einheiten) pro Tag empfohlen, die vor allem durch die Sonnenlichteinstrahlung selbst produziert werden kann.

    Folgende Faustregel gilt: Eine ausreichende Vitamin-D-Versorgung ist in der warmen Jahreszeit gewährleistet, wenn täglich 5–25 Min. mit unbedecktem Gesicht, unbedeckten Händen und Teilen von Armen und Beinen die Sonne genossen wird.

  - Zusätzlich kann Vitamin D durch folgende Lebensmittel dem Körper zugeführt werden: Hering, Lachs, Ölsardinen, Margarine, Butter, Schmelzkäse, Gouda, Eigelb, Steinpilze, Kalbsleber.
- **Eiweiß** ist neben dem Erhalt der Muskelmasse auch für die Knochenmasse essenziell. Achten Sie daher auf eine ausreichende Eiweißzufuhr durch biologisch hochwertige Eiweißquellen. Mehr dazu finden Sie im Kapitel „Eiweißbedarf“ ab S. 35.
- Sollte die Kalzium- und Vitamin-D-Aufnahme durch die oben aufgelisteten Maßnahmen nicht ausreichen, kann auf eine Supplementierung von Kalzium und Vitamin D zurückgegriffen werden. Sprechen Sie diesbezüglich mit Ihrer Ärztin bzw. Ihrem Arzt.
- Regelmäßige Bewegung rundet die Maßnahmen für eine knochenfreundliche Ernährung ab.

Tipp

Nehmen Sie Hilfe in Anspruch! Ihre Ärztin bzw. Ihr Arzt kann Ihnen bei einer manifesten Osteoporose (Knochenbrüche) eine passende Therapie durch Medikamente und Nahrungsergänzungsmittel (Kalzium- und Vitamin-D-Supplemente) verschreiben.

Ernährungstipps bei …

… Appetitmangel

Die Ursachen für einen Appetitmangel sind vielfältig. Häufig sind vermehrte Infekte, Kauschwierigkeiten oder Nebenwirkungen von Medikamenten beteiligt. Hinzu kommt die fehlende Motivation zur Essenszubereitung und/oder zum Essen selbst. Folgend finden Sie Maßnahmen, die Sie ergreifen können.

Welche Ernährungstipps können helfen?

- Nehmen Sie **mehrere kleine Mahlzeiten** (6–8) über den Tag verteilt zu sich.
- Frühstücken Sie ausgiebig – erfahrungsgemäß toleriert der Körper in der Früh die größte Nahrungsmenge.
- Planen Sie häufig **Zwischenmahlzeiten** ein, z. B. Dessertjoghurt, Sauermilchgetränke, kleine Mehlspeisen, Müsli, Schokoriegel und Fruchtmüsliriegel mit Oblaten, Obst, frisches Kompott oder kleine belegte Brötchen, Trinknahrungen.
- Stellen Sie in Ihrer Wohnung kleine Schälchen mit Knabbereien auf, um zwischendurch darauf zugreifen zu können.
- Aperitifs, Wein oder Bier eine halbe Stunde vor dem Essen wirken appetitanregend – besprechen Sie den Konsum von Alkohol mit Ihrer Ärztin oder Ihrem Arzt.
- Trinken Sie **appetitanregende Teesorten** wie Wermut, Schafgarbe oder Tausendgüldenkraut (in der Apotheke erhältlich).
- Sie sollten mindestens **2–3 EL Öl pro Tag** für die Zubereitung von Speisen verwenden. Sie können z. B. Reis, Nudeln, Gemüsebeilagen oder Aufstriche mit Öl, Butter, Margarine oder Parmesan anreichern.
- Verfeinern Sie Suppen, Saucen oder Cremespeisen mit Schlagobers/Sahne, Sauerrahm/saurer Sahne, Crème fraîche, Butter, Öl oder einem Ei.
- **Gemüse- und Obstsäfte** bringen zusätzliche Kalorien (Ausnahme: Diabetikerinnen und Diabetiker). Tipp: Auch fruchtige Trinknahrungen können mit Wasser aufgespritzt werden und schmecken gekühlt besonders frisch.
- Maltodextrin 6® ist ein nicht süß schmeckendes Kohlenhydratpulver aus der Apotheke und kann in alle Getränke (auch klare) und Speisen eingerührt werden (nicht für Diabetiker geeignet). Zur Eiweißanreicherung ist z. B. Protifar® oder Resource instant protein® und zur Energieanreicherung Fortimel pulver® in der Apotheke erhältlich. Diese Module können auch in Cremesuppen, Saucen, Desserts, Milchprodukten und -speisen verwendet werden.
- Zusätzlich helfen **Trinknahrungen** (Astronautenkost), den Ernährungszustand zu verbessern. Sie sind im Super- und Drogeriemarkt im Diätregal (all in®), in der Apotheke (all in®, Ensure®, Fresubin®, Fortimel®, Resource®) oder über die Firmen direkt (Abott, all in, Fresenius, Nestlé, Nutricia) erhältlich. Genießen Sie die Zusatznahrung gekühlt und evtl. mit Wasser verdünnt. Produkte mit Kakao- oder Kaffeegeschmack können auch erwärmt und als „Ersatz“ für die traditionellen Heißgetränke verwendet werden. Die neutralen Varianten können zum Anreichern von Speisen verwendet werden und liefern Ihnen somit Kalorien, Eiweiß, Vitamine und Mineralstoffe. Weiterführende Informationen finden Sie im Anhang „Supplementierungen“ ab S. 144.

... Atemnot

Zunehmende Atemnot erschwert nicht nur das Einnehmen der Speisen selbst, sondern auch bereits den Einkauf und die Essenszubereitung. Folgend finden Sie hilfreiche Maßnahmen, die Sie ausprobieren können.

Welche Ernährungstipps können helfen?

- Ruhen Sie sich vor den Hauptmahlzeiten aus, damit Sie Kraft zum Essen haben.
- Verschaffen Sie sich vor dem Essen **mehr Luft**: Verwenden Sie Bronchodilatatoren und husten Sie so gut wie möglich vorhandenen Schleim ab.
- Essen Sie langsam, schneiden Sie feste Speisen sehr klein, kauen Sie gut und nehmen Sie eine leicht vorgebeugte Haltung ein. Beide Füße sollten etwa schulterbreit auf dem Boden stehen (Kutschersitz).
- Wenden Sie bei Luftnot die sogenannte **Lippenbremse** zwischen den einzelnen Bissen an. Fragen Sie Ihre Ärztin oder Ihren Arzt nach dieser Atemtechnik!
- Trennen Sie Essen und Trinken zeitlich und trinken Sie bis eine halbe Stunde vor bzw. ab einer Stunde nach dem Essen größere Mengen und während des Essens nur ein paar Schlucke.
- Wählen Sie nicht zu flüssigkeitsreiche Speisen.
- Essen Sie **nur kleine Portionen auf einmal**! Ihr Magen sollte nicht ganz gefüllt sein – das wirkt sich negativ auf die Atemleistung aus.
- **Meiden Sie blähende Speisen** wie Kraut- und Kohlgemüse, Hülsenfrüchte (Bohnen, Linsen, Kichererbsen), Zwiebeln, Knoblauch, Lauch/Porree oder kohlensäurehaltige Getränke. Gasansammlungen in Magen und Darm erhöhen den Druck auf die Lunge. Lesen Sie mehr dazu im Unterkapitel „Völlegefühl und Überblähung" (S. 47).
- Eine größere Menge an Kochsalz führt zu einer Verengung der Lungenwege. **Salzen Sie** daher **sparsam** und verwenden Sie wenig Fertigprodukte, Fertigsaucen, Suppenwürze, Würzmischungen oder gepökeltes Fleisch (Geselchtes, Speck etc.). Alternativen dazu sind frische, getrocknete oder tiefgekühlte grüne Küchenkräuter wie Petersilie, Dill, Basilikum oder Liebstöckel.
- Bleiben Sie nach dem Essen noch eine halbe Stunde sitzen, um sich auszurasten.

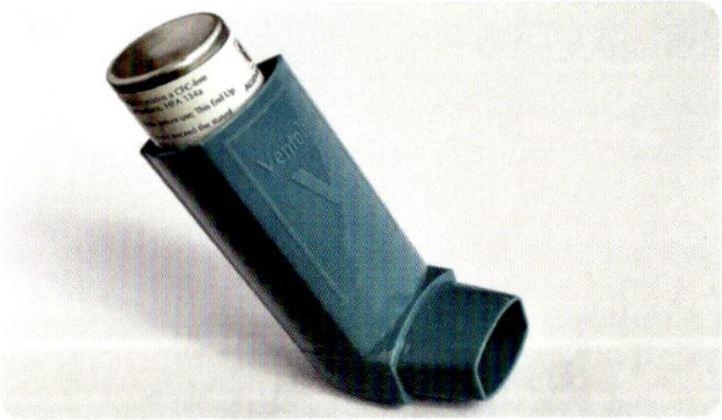

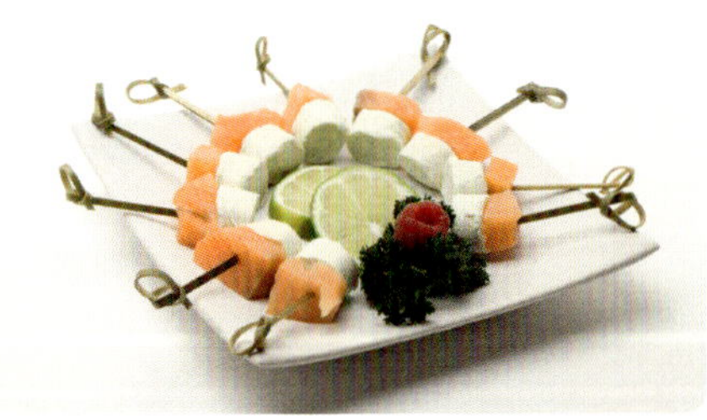

... früher Sättigung

Ein gefüllter Magen nimmt im Bauchraum mehr Platz ein und drückt auf den Brustkorb. Dadurch kann sich die Lunge im Brustkorb schlechter ausdehnen und es ergibt sich ein früheres Sättigungsgefühl. Hinzu kommen Verdauungsbeschwerden aufgrund von Medikamenteneinnahme, die sich ebenfalls auf die Sättigung schlagen. Nachfolgend finden Sie Tipps, die Abhilfe schaffen können.

Welche Ernährungstipps können helfen?

- Nehmen Sie **mehrere kleine Mahlzeiten** (6–8) über den Tag verteilt zu sich.
- Frühstücken Sie ausgiebig – erfahrungsgemäß toleriert der Körper in der Früh die größte Nahrungsmenge.
- Richten Sie Ihr Essen appetitlich an, essen Sie wenn möglich in Gesellschaft.
- **Trennen Sie Essen und Trinken zeitlich** und trinken Sie bis eine halbe Stunde vor bzw. ab einer Stunde nach dem Essen größere Mengen und während des Essens nur ein paar Schlucke.
- Wählen Sie nicht zu flüssigkeitsreiche oder großvolumige Speisen (z. B. Suppentöpfe, Eintöpfe).
- Ideal sind **hochkalorische Mahlzeiten,** angereichert mit Schlagobers/Sahne, Sauerrahm/saurer Sahne, Crème fraîche, Butter, Öl, Käse oder einem Ei.
- Trinken Sie Trinknahrungen mit hoher Energie- und Nährstoffdichte zu den Zwischenmahlzeiten, wie z. B. Ensure® compact, Fortimel® compact (protein), Fresubin® 2 kcal Drink oder Resource® energy.

... Müdigkeit

Die durch die Erkrankung bedingte Müdigkeit begleitet viele Betroffene in ihrem Alltag und wirkt sich auch auf das Essverhalten aus. Man fühlt sich zunehmend zu müde und kraftlos zum Essen, auch die Essensvorbereitung benötigt viel Kraft.

Nährstoffe sind jedoch gleichzeitig Vitalstoffe und bringen, wie der Name bereits sagt, Vitalität in Ihr Leben. Wenn Sie Abgeschlagenheit und Müdigkeit vermindern wollen, hat eine gesunde und ausgewogene Ernährung einen hohen Stellenwert. Versuchen Sie, folgende Maßnahmen in Ihren Alltag zu integrieren.

Legen Sie Wert auf Ruhe und Schlaf in einem angemessenen Ausmaß. Außerdem sind das Ausüben von Hobbys, soziale Kontakte mit Familie, Freundinnen und Freunden sowie positives Denken ein wertvoller Schlüssel gegen Erschöpfung und Müdigkeit.

Welche Ernährungstipps können helfen?

- Achten Sie auf eine **ausreichende Zufuhr** an Kohlenhydraten, Eiweiß, Vitaminen, Mineralstoffen und sekundären Pflanzenstoffen. Vor allem frisches Obst und Gemüse liefert viele Antioxidantien (Glutathione) und Vitamine, die vitalisierend wirken.
- Insbesondere Heidelbeeren und Preiselbeeren scheinen positive Effekte auf chronische Müdigkeit auszuüben. Bauen Sie diese bewusst durch Säfte und Marmeladen/Konfitüren sowie frisch in Joghurts, Desserts und Süßspeisen (Aufläufe, Palatschinken/Pfannkuchen etc.) in Ihre Ernährung ein.
- Ruhen Sie sich vor den Hauptmahlzeiten aus, damit Sie Kraft zum Essen haben.
- Achten Sie auf die **Portionsgrößen** Ihrer Mahlzeiten. Je größer die Portion und je deftiger die Speisen – v. a. in Kombination mit Alkohol –, desto größer die darauffolgende Müdigkeit.
- Stellen Sie in Ihrer Wohnung kleine Schälchen mit Knabbereien auf, um zwischendurch immer wieder darauf zugreifen zu können.
- Halten Sie einen ständigen **Vorrat an Zwischenmahlzeiten** und Snacks, wie z. B. Dessertjoghurts, kleine Mehlspeisen, Kekse, Schokoriegel und Trinknahrungen, damit Sie in Zeiten von Kraftlosigkeit und Müdigkeit nicht erst einkaufen gehen müssen.
- Versuchen Sie in Remissionsphasen, wenn es Ihnen besser geht, größere Portionen zu verzehren.
- Nehmen Sie etwa **fünf kleinere Mahlzeiten pro Tag** zu sich, damit Sie kontinuierlich mit Energie versorgt sind und Ihr Blutzucker keinen großen Schwankungen ausgesetzt ist.
- Wählen Sie **weichere Speisen**, die nicht mehr intensiv gekaut werden müssen, wie z. B. Cremesuppen, Kartoffelpüree, Nudeln mit Saft, faschierten Braten, Kaiserschmarren etc.
- Verfeinern Sie Ihre Speisen mit einem Löffel Schlagobers/Sahne, Sauerrahm/saurer Sahne, Crème fraîche, Butter, Öl oder einem Ei, um eine höhere Kaloriendichte zu erzielen.
- Trinken Sie kein reines Wasser – **Gemüse- und Obstsäfte** bringen zusätzliche Kalorien (Ausnahme: Diabetikerinnen und Diabetiker).
- Holen Sie sich Informationen über „Essen auf Rädern“ in Ihrem Wohnort, damit die Zubereitung des Essens keine zusätzliche Belastung für Sie bedeutet.
- **Koffein- oder theinhaltige Getränke** (max. 3–4 Tassen pro Tag) können zu den Tageszeiten, an denen Sie vermehrt zu Erschöpfung und Müdigkeit neigen (z. B. am Morgen nach dem Aufstehen oder am Nachmittag), hilfreich sein. Geeignet sind Schwarz-, Grün-, Mate- oder Matchatee sowie alle Arten von Kaffee. Diese Genussmittel wirken stimmungsaufhellend und belebend. Übertreiben Sie es jedoch nicht mit der Menge, da ansonsten der Gewöhnungseffekt droht.

… depressiven Verstimmungen

Depressive Verstimmungen und Angst sind häufige Begleiterscheinungen von chronisch obstruktiven Lungenerkrankungen. Neben den krankheitsbedingten körperlichen Veränderungen wird der Alltag der Betroffenen häufig durch ein Gefühl von Traurigkeit und Schwermut begleitet. Neben zahlreichen medikamentösen Möglichkeiten kann die Stimmung durch eine spezielle Ernährungstherapie verbessert werden. Hier findet parallel zu komplementärmedizinischen Strategien auch die traditionelle chinesische Ernährungsmedizin (TCM) ihren Einsatz.

Welche Ernährungstipps können helfen?

- Gezielter Konsum von **Omega-3-Fettsäuren** soll – neben vielen weiteren positiven Effekten – das Risiko für Depressionen reduzieren. Diese Fettsäuren sind in fetteren heimischen Fischen (z. B. Alpenlachs, Saibling, Karpfen), in fetten Seefischen (z. B. Lachs, Hering) sowie in pflanzlichen Ölen (Raps-, Soja-, Leinsamen- und Walnussöl) enthalten.
- Verfeinern Sie Ihre Gerichte bewusst mit folgenden **Kräutern und Gewürzen**: Lavendel (z. B. Lavendelzucker, Lavendelöl, Lavendelblütenblätter zur Garnierung von diversen Speisen), Salbei und Melisse (z. B. Tee, Gewürz für Fleisch- und Saucenspeisen), Johanniskraut (z. B. Tee oder Präparate).

> Informieren Sie Ihre Ärztin bzw. Ihren Arzt über die Einnahme von Johanniskraut wegen der möglichen Wechselwirkung mit Medikamenten oder anderen Therapien.

- Einige Lebensmittel liefern die direkte Vorstufe des Glückshormons **Serotonin**: L-Tryptophan (z. B. Nüsse, Milch und Milchprodukte, Kakao, Schokolade; Obst wie Erdbeeren, Ananas, Himbeeren, Bananen).
- **Folsäure** zählt zu den Vitaminen und soll ebenfalls die Stimmung verbessern. Bewusst kann sie durch Hülsenfrüchte, grüne Gemüsesorten, Obst, Vollkornprodukte, Milchprodukte und Nüsse dem Körper zugeführt werden.
- Wichtige **stimmungsaufhellende Lebensmittel** sind gemäß TCM: Pistazien, Datteln, Feigen, Walnüsse, getoastetes Vollkornbrot, warmer Getreidebrei, warmes Obstkompott, gedünstetes Gemüse, lauwarmer Himbeersaft. Bauen Sie diese Speisen regelmäßig in Ihren Speiseplan ein.
- **Regelmäßige Bewegung** stellt eine Hilfe dar. Sie regt die Endorphin-Ausschüttung („Glückshormone") an. Stressreduktion, Glücksgefühle und viele weitere positive Effekte sind die Folge.

... Sodbrennen (Reflux) und Magenschmerzen

Sodbrennen tritt häufig in Kombination mit Völlegefühl, saurem Aufstoßen, Zurückfließen von saurem Mageninhalt und Schmerzen in der Speiseröhre als auch im Magen auf. Eine Reizung der sensiblen Speiseröhren- und Magenschleimhaut ist die Folge. Es entsteht ein brennendes Gefühl im Bereich des Brustbeins oder im Hals. Vor allem bei Übergewichtigen tritt saures Aufstoßen sehr häufig im Erkrankungsverlauf auf. Ferner kann der Schließmuskel in der Speiseröhre, der normalerweise das Aufsteigen der Magensäure verhindern sollte, durch Medikamente, einen ungesunden Lebensstil (Alkohol- und Nikotinkonsum) und bestimmte Nahrungsmittel geschwächt sein. Typische „Magensäurelocker" sind fett-, säure- und zuckerreiche Lebensmittel.

Sollten Sie nur gelegentlich unter den beschriebenen Symptomen leiden, können Sie selbst durch geeignete Maßnahmen versuchen, die Beschwerden zu verbessern. Bei anhaltenden und schmerzhaften Leiden muss unbedingt eine Ärztin oder ein Arzt zu Rate gezogen werden.

Welche Ernährungstipps können helfen?

- Vorsicht: Tabak und Alkohol (vor allem hochprozentige alkoholische Getränke) verstärken Sodbrennen und Magenschmerzen am schwerwiegendsten.
- **Vermeiden Sie sogenannte „Magensäurelocker"** wie stark gerösteten Kaffee, Sauerteigbrot, Paprika, Schokolade, stark gewürzte sowie sehr saure, süße und fette Speisen. Achten Sie bewusst auf Ihre individuellen Unverträglichkeiten und schreiben Sie ein Lebensmittel- und Beschwerdeprotokoll für Ihren persönlich optimal verträglichsten Ernährungsstil.
- Gut sind **eiweißreiche Nahrungsmittel** wie z. B. fettarme Milchprodukte (Buttermilch, Cottage Cheese, Naturjoghurt, Topfen/Quark), fettarmer Fisch, fettarmes Fleisch. Auch fein vermahlene Vollkornprodukte helfen, die Magensäure zu neutralisieren.
- Essen Sie nie im Liegen bzw. im Halbliegen (z. B. vor dem Fernseher) und bleiben Sie nach dem Essen mindestens eine halbe Stunde in aufrechter Position.
- Die letzte Mahlzeit des Tages sollte spätestens drei Stunden vor dem Zubettgehen stattfinden. Des Weiteren sollten Sie in einer leicht aufrechten Liegeposition (ca. 40 Grad) oder auf der linken Seite schlafen.

Entspannung und Ausgleich sind häufig der Schlüssel zum Erfolg gegen immer wiederkehrendes Sodbrennen. Ideen, an die Sie anknüpfen können: Yoga, leichte Bewegungen und Spaziergänge in der Natur.

... Völlegefühl und Überblähung

Blähungen und Völlegefühl zählen zu häufigen Magen-Darm-Leiden und erschweren durch den Druck auf das Zwerchfell die Atmung. Neben speziellen Kapseln und Tropfen aus der Apotheke kann die Verdauung durch folgende Empfehlungen unterstützt werden:

Welche Ernährungstipps können helfen?

- Anis, Fenchel und Kümmel in Form von Tee bzw. Gewürzen führen zu einer Linderung. Tipp: Kauen Sie zusätzlich mehrmals täglich die Samen der Pflanzen.
- Essen Sie **mehrere kleine Mahlzeiten** über den Tag verteilt und trinken Sie zu den Mahlzeiten nur wenig. Wählen Sie leicht verdauliche Speisen – vor allem abends.
- Genießen Sie Ihre Mahlzeiten, kauen Sie gut und lassen Sie sich Zeit.
- Vermeiden Sie kohlensäurehaltige Getränke, da diese die Problematik verschlimmern können.
- **Verzichten Sie auf blähende Speisen** (z. B. ganze Körner, ganze Samen, Kraut, Kohl, Zwiebel, Knoblauch; Hülsenfrüchte wie Erbsen, Linsen, Bohnen; größere Mengen von Steinobst oder Trockenfrüchten). „Altbackenes" Brot ist bekömmlicher als frisches, vor allem, wenn es zusätzlich getoastet wird. Geruchshemmend wirken Sauermilchprodukte wie Buttermilch, Joghurt oder Sauermilch. Außerdem liefern sie dem Darm wertvolle Milchsäurebakterien.
- **Gekochtes Gemüse und Obst** (Kompott, Mus) wird – im Gegensatz zu Rohkost – viel besser vertragen. Leicht verdauliche Gemüsesorten sind z. B. Fenchel, Karotten, Kürbis, passierter Spinat, Zucchini, Melanzani/Auberginen, Wurzelgemüse, Spargelspitzen.
- Lesen Sie die Packungsdeklaration von zuckerreduzierten bzw. -freien Getränken, Bonbons und Kaugummis: Sorbit, Mannit, Isomalt und Xylit sind sogenannte Zuckeralkohole und werden diesen Produkten industriell zugesetzt. Sie können zu Blähungen führen.
- Hören Sie auf Ihren Körper! **Unverträglichkeiten** begleiten viele Menschen bereits ein halbes Leben lang. Am häufigsten sind Laktose, Fruktose und Histamin vertreten.
- Tägliche abendliche Bauchmassagen, die für einige Minuten rund um den Bauchnabel mit angenehmem Druck im Uhrzeigersinn durchgeführt werden, führen zu einer Linderung.

Tipp

Führen Sie ein Ernährungs- und Beschwerdetagebuch, in dem Sie sämtliche Lebensmittel sowie Unverträglichkeitsreaktionen fünf Tage mitschreiben. Nehmen Sie dieses zu einem Beratungsgespräch bei einer ernährungsmedizinischen Fachkraft mit.

... Verstopfung

Verstopfung kann aufgrund von diversen Medikamenten, reduzierter Flüssigkeits- und Lebensmittelaufnahme sowie Schwäche und Bewegungsmangel auftreten. Die richtige Zusammenstellung der Kost und ausreichende Flüssigkeitszufuhr kann die Einnahme von Medikamenten und Nahrungsergänzungsmitteln gegen Verstopfung reduzieren oder sogar ersetzen.

Welche Ernährungstipps können helfen?

- Achten Sie auf eine **ausreichende Trinkmenge**! Mindestens zwei Liter pro Tag wirken sich positiv auf die Schleimlockerung in der Lunge und auf den Zustand des Magen-Darm-Traktes aus. Vermeiden Sie dabei stark kohlensäurehaltige Getränke sowie sehr süße und saure Säfte. Ideal: Apfel- oder Traubensaft (lauwarm) 1 : 1 mit Wasser verdünnt.
- Beginnen Sie den Tag mit einem großen Glas lauwarmem Wasser oder Tee auf nüchternen Magen.
- Erhöhen Sie den **Ballaststoffgehalt** in Ihrer Ernährung durch fein vermahlene Vollkornprodukte (z. B. Grahamweckerl/-brötchen, Vollkorntoastbrot, Vollkornnudeln) sowie Obst, Gemüse und Salat zu jeder Mahlzeit. Ganze Körner und Samen können Magen-Darm-Probleme verschlimmern. Besser geeignet ist, wenn 1 EL feine Haferkleie, gemahlene Flohsamen (Plantago ovata) oder geschrotete Leinsamen in Fruchtmus eingerührt als Zwischenmahlzeit gegessen werden. Dazu muss zusätzlich mindestens ¼ l Flüssigkeit getrunken werden!
- Unterstützend können lösliche Ballaststoffe in Pulverform und diverse andere Produkte aus der Apotheke sein (z. B. Laktulose).
- **Sauermilchprodukte** wie Joghurt, Bifidusmilch, Acidophilusmilch, Buttermilch und Kefir eignen sich ideal als kleine Mahlzeit bei Darmträgheit.
- Verzichten Sie auf große Mengen von stopfenden Lebensmitteln wie Weißmehlprodukte (Semmeln, Weißbrot oder weiße Teigwaren), Bananen, Kartoffelpüree, Reis, Schokolade und (getrocknete) Heidelbeeren.
- Täglich 300 mg **Magnesium** haben eine leicht abführende Wirkung und können mittels einer Brausetablette in Wasser aufgelöst und getrunken werden.
- Positiv kann die Verdauung außerdem durch sulfatreiches Mineralwasser (z. B. Contrex® oder Rogaska®) beeinflusst werden.
- **Bewusste Bewegung** regt die Darmtätigkeit an und steigert das Wohlbefinden.

Ernährung nach TCM

Behandlungsstrategie und Ziel der Traditionellen Chinesischen Medizin (TCM) ist die Wiederherstellung der Balance aller entgegengesetzten Kräfte im Körper, sodass die Lebensenergie „Qi" frei fließen kann. Dabei sollen die körpereigenen Heilungskräfte aktiviert werden. Zur Diagnostik dienen Beobachtung von Zunge und Puls sowie die Lebensumstände der Patientinnen und Patienten.

Im Kreis der fünf Elemente entspricht die Lunge dem Element Metall, auch der scharfe Geschmack wird diesem Funktionskreis zugeordnet. Unter anderem hat die Lunge die Funktion, die Atmung zu regulieren (Luft in den Körper einströmen zu lassen). Des Weiteren regiert sie das Qi und dessen Verteilung. Wird diese Aufgabe nicht erfüllt, reagiert der Mensch z. B. mit allgemeiner Schwäche und Infektanfälligkeit. Zu den äußeren Faktoren, die gegen die Lunge wirken, zählen Wind, Kälte, Hitze und Schleim.

Im Bereich der Atemwegserkrankungen unterscheidet die TCM zwischen vielen Diagnosen. Je nach vorherrschenden Symptomen wird diätetisch behandelt. Neben der Lunge sind auch die Milz und die Nieren mitbetroffen. Diese drei TCM-Erkrankungsmuster können beispielsweise dem Erkrankungsbild der COPD zugeordnet werden:

Muster	Symptome	Diätetisches Prinzip
Lungen- und Milz-Qi-Mangel	• schwacher Husten mit klarem Auswurf • leichtes Schwitzen und Atemnot (Dyspnoe) bei geringer körperlicher Aktivität • Völlegefühl und geblähter Bauch nach dem Essen • Infektanfälligkeit (Wei-Qi-Mangel) • Schwellungen im Gesicht • Müdigkeit, Appetitverlust • ungeformte Stühle • geschwollene blasse Zunge mit weißlichem Belag • kraftloser, langsamer, tiefer oder sanfter Puls	neutrale und warme gedünstete, gegarte oder gekochte Lebensmittel mit süßem oder leicht scharfem Geschmack

Lungen- und Nieren-Qi- Mangel	• leichtes Schwitzen bei körperlicher Aktivität und Atemnot (Dyspnoe) • Infektanfälligkeit • Schwäche der Lendenwirbelsäule und Knie • Ohrensausen und Schwindel • häufiges nächtliches Wasserlassen • leichte Harninkontinenz beim Husten • blasse Zunge mit weißlichem Belag • kraftloser, tiefer oder sanfter Puls	neutrale bis kühle und schleimumwandelnde Lebensmittel mit leicht bitterem, süßem oder scharfem Geschmack; keine Rohkost und Milchprodukte!
Lungen-Qi- und Nieren-Yang-Mangel	• Kurzatmigkeit, Keuchen • Husten mit reichlich klarem Sputum • leichtes Schwitzen bei körperlicher Aktivität • nächtliches Wasserlassen mit klarem Harn • Ödeme • Infektanfälligkeit • Schwäche der Lendenwirbelsäule und Knie mit Kältegefühl • Libidoverlust • blasse Zunge mit dünnem Belag • schwacher, tiefer, verlangsamter Puls	neutrale und warme bis heiße Lebensmittel mit leicht salzigem, scharfem oder süßem Geschmack; keine Rohkost!

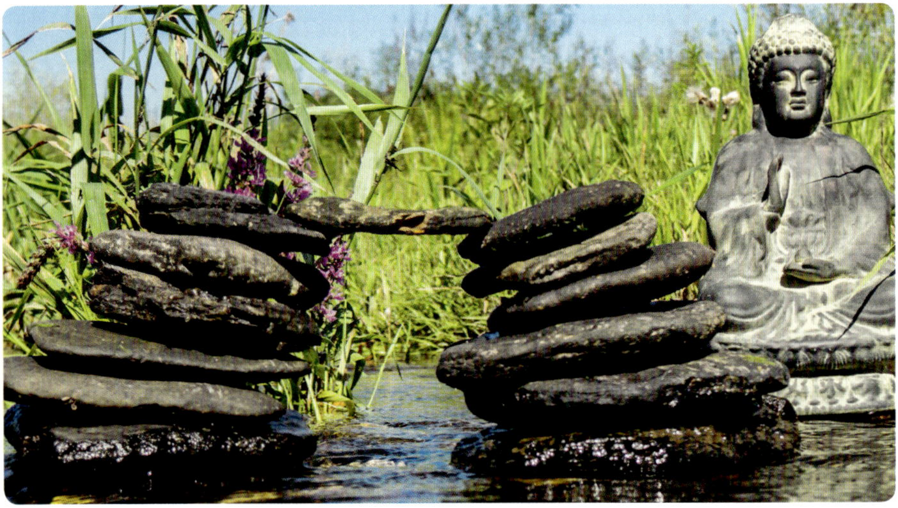

TYPUS LUNGEN- UND MILZ-QI-MANGEL

Das Lungen-Qi wird durch Speisen mit Walnüssen und Weintrauben in Kombination mit gekochtem Getreide gestärkt. Auch Tees aus Ingwer oder Yamswurzelknolle stärken das Lungen- und Milz-Qi und sollten morgens getrunken werden.

Ingwertee

Zutaten für 1 Portion:

- 1 TL schwarzer Tee
- ca. 1 cm Ingwerknolle
- ca. 200 ml Wasser
- 1 EL Zitronensaft
- 1 TL Zucker

Zubereitung:

Ingwer schälen, zusammen mit dem Tee in einem Topf mit ca. 200 ml kochendem Wasser übergießen, 5 Min. ziehen lassen. Nach Geschmack mit Zitronensaft und Zucker würzen.

Rote-Rüben-Congee mit Walnüssen

Zutaten für 2 Portionen:

- 500 ml Gemüsebrühe
- 2 EL Walnüsse
- 125 g Langkornreis
- 2 cm Kren/Meerrettich (frisch gerieben)
- 2 gr. Rote Rüben (gekocht)
- Salz
- etwas Essig

Zubereitung:

Für das Reiscongee den Reis in einen Topf mit ca. 1 l Wasser geben. Zuerst auf hoher Stufe ohne Deckel aufkochen, dann die Wärme reduzieren und ca. 5–6 Std. auf kleiner Flamme zugedeckt köcheln lassen.

Rote Rüben in kleine Würfel schneiden, Walnüsse klein hacken und in einer beschichteten Pfanne trocken anrösten. Gemüsebrühe in einem Topf erhitzen, Reiscongee beifügen, geriebenen Kren und Rote-Rüben-Würfel hineingeben. Mit Salz und Essig abschmecken.

Einige Min. köcheln lassen, danach in Schüsselchen geben, mit gerösteten Walnüssen bestreuen und warm servieren.

TYPUS LUNGEN- UND NIEREN-QI-MANGEL

Zu den lungenbefeuchtenden, schleimumwandelnden und kühlenden Lebensmitteln zählen Artischocke, Birne, Gurke, Marille/Aprikose, Melone und Zitrone. Auch Getränke wie Birnensaft, Wasser mit Zitronensaft oder grüner Tee sind empfehlenswert. Geeignete Gewürze sind Chili, Pfeffer oder Zimtzweige.

Hirsefrühstück mit Birnenkompott

Zutaten für 1 Portion Hirsebrei:

- 1 Tasse Hirse
- 1 EL Rosinen
- 1 EL Walnüsse bzw. Mandeln (gemahlen)
- 1 EL Zitronensaft
- 1 Msp. Zimt (gemahlen)

Zubereitung:

1 Tasse Hirse in einen Topf mit 2 Tassen heißem Wasser einstreuen. Rosinen, geriebene Walnüsse oder Mandeln, Zimt und Zitronensaft untermengen. Bei geschlossenem Deckel 20–30 Min. quellen lassen.

Zutaten für 1 Portion Birnenkompott:

- 3 kl. Birnen (reif)
- 200 ml Birnen- bzw. Apfelsaft
- 1 EL Rohrzucker
- 1 Gewürznelke
- ½ Zimtstange
- 1 Prise Kardamom
- 1 EL Zitronensaft
- Schale von 1 Biozitrone
- 1 TL Pfeilwurzelmehl

Zubereitung:

Fruchtsaft mit 100 ml Wasser aufgießen, dann mit Zucker, Nelke, Zitronenschale, Zimtstange und Kardamom in einen Topf geben. Ca. 5 Min. köcheln lassen. Birnen schälen und längs halbieren. Dann das Kerngehäuse entfernen und Birnenhälften im Gewürzsaft köcheln lassen, bis das Obst weich ist. Mit Zitronensaft abschmecken. In einer ½ Tasse kaltem Wasser 1 TL Pfeilwurzelmehl glatt rühren und das Kompott damit eindicken.

TYPUS LUNGEN-QI- UND NIEREN-YANG-MANGEL

Ideal sind wärmende Suppen sowie Ziegen- und Lammfleisch. Auch Getreidebreie mit Nüssen (Kastanien, Mandeln, Walnüsse), getrockneten Früchten (Feigen, Rosinen) und süßlichen Gewürzen (Gewürznelken, Sternanis, Zimt) sind hier wirksam.

Wärmende Kürbiscremesuppe

Zutaten für 2 Portionen:

- 300 g Kürbis
- 120 g Kartoffeln (mehlig)
- 1 kl. Zwiebel
- 1 Knoblauchzehe
- 300 ml Rindsuppe/Fleischbrühe
- 1 EL Rapsöl
- 1 TL Mehl (glatt)
- 1 Stk. (ca. 1 cm) Ingwerwurzel
- 60 ml Schlagobers/Sahne
- 1 EL Kürbiskernöl
- 2 EL Crème fraîche
- 2 EL Kürbiskerne
- Salz, Muskatnuss, weißer Pfeffer

Zubereitung:

Kürbis schälen und in Würfel schneiden. Kartoffeln schälen und feinblättrig schneiden. Zwiebel, Knoblauch und Ingwer schälen und fein hacken. Gehackte Zwiebeln in heißem Öl anschwitzen, Kartoffeln dazugeben und ebenfalls kurz anschwitzen; gehackten Ingwer und Knoblauch untermengen. Kürbiswürfel beigeben und kurz andämpfen. Mit Mehl bestäuben und durchrühren. Mit Suppe und Sahne aufgießen. Salz sowie Gewürze beigeben und köcheln lassen, bis der Kürbis weich ist. Kürbiskerne trocken anrösten. Suppe mit dem Mixstab fein mixen, Konsistenz evtl. mit Wasser regulieren. Crème fraîche unterrühren und die Suppe bei Bedarf nachwürzen. Je nach Geschmack etwas Kürbiskernöl auf die Oberfläche träufeln und mit Kürbiskernen bestreuen.

Tipp: Auch Ginkgo, Ginseng und Pinole (Extrakt des Eukalyptusöls) werden in der TCM positive Eigenschaften für die Lunge zugeschrieben. Ingwer und Honig sollten nur bei schleimigem Husten angewandt werden.

REZEPTE

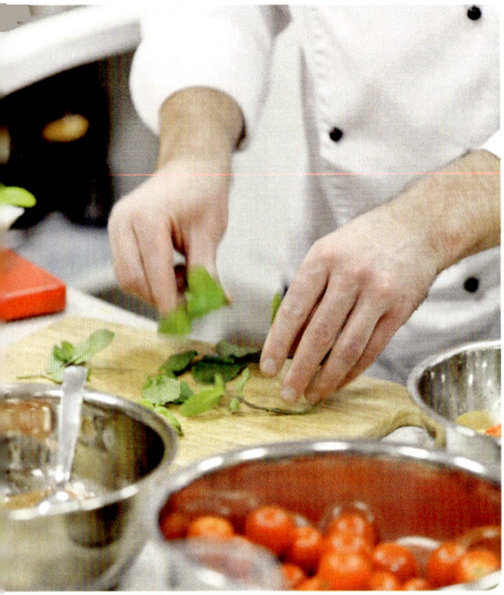

In diesem umfangreichen Kapitel finden Sie eine reichliche Auswahl an schmackhaften und praktikablen Rezepten. Alle Speisen sind für die Verbesserung des Ernährungszustandes bei COPD gedacht und enthalten viele wertvolle Inhaltsstoffe, wie z. B. biologisch hochwertiges Eiweiß, Kalzium, Omega-3-Fettsäuren, sekundäre Pflanzenstoffe oder Vitamine und Mineralstoffe.

Die Rezepte sind in zwei große Bereiche unterteilt:

- **Gesunde Ernährung** (bei Normal- und Übergewicht)
- **Energiereiche Ernährung** (bei Untergewicht)

Bei vielen Rezepten aus dem Teil „Gesunde Ernährung" kann der Fettgehalt erhöht werden (durch Einsatz von hochwertigen Ölen und Butter, durch den Ersatz von mageren durch vollfette oder sahnige Milchprodukte). Die Speisen können zudem mit Modulen, Trink- und Zusatznahrungen aufgewertet werden und sind somit auch bei Mangel- und Unterernährung geeignet.

Welche Rezepte besonders für Sie geeignet sind, sehen Sie auf einen Blick anhand folgender Symbole bzw. Abkürzungen:

LV	leicht verdaulich
P	proteinreich
O	Osteoporose (= kalziumreich)
D	für Diabetikerinnen und Diabetiker geeignet

Wichtig

Bei den Rezepten mit dem Symbol „D – für Diabetikerinnen und Diabetiker geeignet" verwenden Sie bitte Süßstoff anstelle von Zucker, Honig oder Sirup/Dicksaft. Das Merkmal „LV – leicht verdaulich" folgt keinen strengen Diätrichtlinien. Es soll Ihnen gut bekömmliche Speisen anzeigen und somit in speziellen Situationen zu mehr Wohlbefinden verhelfen.

Da einige Lebensmittel im deutschen und österreichischen Sprachraum unterschiedliche Bezeichnungen haben, finden Sie ab S. 149 zudem ein **Küchenlexikon**, das Ihnen bei unbekannten Bezeichnungen weiterhelfen soll. Die Autorinnen und der Autor wünschen Ihnen viel Spaß beim Nachkochen und genussvolle Momente!

Gesunde Ernährung (bei Normal- und Übergewicht)

Nachfolgend finden Sie die 10 Regeln der Deutschen Gesellschaft für Ernährung (DGE), die eine gesunde und ausgewogene Ernährung beschreiben.

Vollwertig essen und trinken nach den 10 Regeln der DGE

Vollwertig essen hält gesund, fördert Leistung und Wohlbefinden. Die Deutsche Gesellschaft für Ernährung hat auf der Basis aktueller wissenschaftlicher Erkenntnisse 10 Regeln formuliert, die Ihnen helfen sollen, genussvoll und gesund zu essen.

1. Vielseitig essen
Genießen Sie die Lebensmittelvielfalt. Merkmale einer ausgewogenen Ernährung sind abwechslungsreiche Auswahl, geeignete Kombination und eine angemessene Menge nährstoffreicher und energiearmer Lebensmittel. Eine überwiegend vegetarische Ernährung hat gesundheitsfördernde Wirkung und bringt eine nachhaltige Ernährungsweise mit sich.

2. Reichlich Getreideprodukte – und Kartoffeln
Brot, Nudeln, Reis, Getreideflocken, am besten aus Vollkorn, sowie Kartoffeln enthalten kaum Fett, aber reichlich Vitamine, Mineralstoffe sowie Ballaststoffe und sekundäre Pflanzenstoffe. Verzehren Sie diese Lebensmittel mit möglichst fettarmen Zutaten.

3. Gemüse und Obst – „Nimm 5 pro Tag …“

Genießen Sie 5 Portionen Gemüse und Obst pro Tag, möglichst regional, saisonal, frisch bzw. nur kurz gegart oder auch max. 1 Portion als Saft oder Smoothie – idealerweise zu jeder Hauptmahlzeit und auch als Zwischenmahlzeit. Dadurch werden Sie reichlich mit Vitaminen, Mineralstoffen, Ballaststoffen und sekundären Pflanzenstoffen (z. B. Carotinoiden, Flavonoiden) versorgt.

4. Täglich Milch und Milchprodukte; ein- bis zweimal pro Woche Fisch; Fleisch, Wurstwaren sowie Eier in Maßen

Diese Lebensmittel enthalten wertvolle Nährstoffe wie z. B. Kalzium (Milch), Jod, Selen und Omega-3-Fettsäuren (heimische fette Fische, Seefische – aus anerkannt nachhaltiger Herkunft). Fleisch liefert Mineralstoffe und Vitamine (B1, B6 und B12). Mehr als 300–600 g Fleisch und Wurst pro Woche sollten es nicht sein, wobei aus gesundheitlichen Aspekten weißes Fleisch (Geflügel) dem roten Fleisch (Rind, Schwein) gegenüber favorisiert werden soll. Bevorzugen Sie fettarme Produkte, v. a. bei Fleischerzeugnissen und Milchprodukten.

Zum Thema Klimaschutz

Prinzipiell bringt die Produktion von tierischen Lebensmitteln ein höheres Treibhauspotenzial als jene von pflanzlichen Lebensmitteln mit sich. Des Weiteren verursacht die Herstellung von Geflügel- und Schweinefleisch deutlich geringere Emissionen als die von Rind-, Schaf- und Ziegenfleisch.

5. Wenig Fett und fettreiche Lebensmittel

Fett liefert lebensnotwendige (essenzielle) Fettsäuren. Fetthaltige Lebensmittel enthalten auch fettlösliche Vitamine. Fett ist besonders energiereich, daher kann zu viel Nahrungsfett Übergewicht fördern. Zu viele gesättigte Fettsäuren erhöhen das Risiko für Fettstoffwechselstörungen mit der möglichen Folge von Herz-Kreislauf-Krankheiten. Bevorzugen Sie pflanzliche Öle und Fette (z. B. Raps-, Soja-, Walnuss- und Leinsamenöl und die daraus hergestellten Streichfette). Achten Sie auf unsichtbares Fett, das in Fleischerzeugnissen, Milchprodukten, Gebäck und Süßwaren sowie in Fast-Food- und Fertig-Produkten zumeist enthalten ist.

6. Zucker und Salz in Maßen
Verzehren Sie Zucker und Lebensmittel bzw. Getränke, die mit verschiedenen Zuckerarten (z. B. Glukosesirup) hergestellt wurden, nur gelegentlich. Würzen Sie kreativ mit Kräutern und Gewürzen und wenig Salz. Verwenden Sie Salz mit Jod und Fluorid.

7. Reichlich Flüssigkeit
Wasser ist absolut lebensnotwendig. Trinken Sie täglich rund 1½ l Flüssigkeit. Bevorzugen Sie Wasser – mit oder ohne Kohlensäure – und andere kalorienarme Getränke. Zuckergesüßte Getränke sollten nur ab und zu getrunken werden, da sie aufgrund des hohen Energiegehaltes Übergewicht fördern können. Alkoholische Getränke sollten wegen der negativen gesundheitlichen Effekte nur gelegentlich und nur in kleinen Mengen konsumiert werden.

8. Schmackhaft und schonend zubereiten
Garen Sie die jeweiligen Speisen bei möglichst niedrigen Temperaturen, soweit es geht kurz, mit wenig Wasser und wenig Fett – das erhält den natürlichen Geschmack, schont die Nährstoffe und verhindert die Bildung schädlicher Verbindungen. Überflüssiges Verpackungsmaterial kann durch die Verwendung von möglichst frischen Lebensmitteln verringert werden.

9. Sich Zeit nehmen und genießen
Bewusstes Essen hilft, richtig zu essen. Auch das Auge isst mit. Lassen Sie sich Zeit beim Essen. Das macht Spaß, regt an, vielseitig zuzugreifen, und fördert das Sättigungsempfinden.

10. Auf das Gewicht achten und in Bewegung bleiben
Ausgewogene Ernährung, viel körperliche Bewegung – im Bereich des Möglichen (Radfahren, zu Fuß gehen etc.) – und Sport (30–60 Min. pro Tag) gehören zusammen. Mit dem richtigen Körpergewicht fühlen Sie sich wohl und fördern Ihre Gesundheit.

FRÜHSTÜCK

FRUCHTIGER COTTAGE CHEESE MIT TOAST LV P O D

Zutaten für 2 Portionen:

- 1 Becher (200 g) Cottage Cheese
- 125 g Brombeeren
- 125 g Himbeeren
- 1 EL Honig oder etwas Süßstoff (flüssig)
- 2 Scheiben Vollkorn-Toastbrot
- 10 g Butter

Zubereitung:
Cottage Cheese mit flüssigem Honig oder Süßstoff verrühren. Beerenobst verlesen, unter kaltem Wasser abbrausen, gut abtropfen lassen und unter den Cottage Cheese geben. Toastscheiben mit Butter bestreichen und mit Hüttenkäse genießen.

Tipp: Für eine leicht verdauliche Variante können Sie statt Brombeeren Heidelbeeren/Blaubeeren oder eine Banane nehmen.

kcal	EW/g	Fett/g	KH/g	Blst/g	Ca/mg
253	17	9	24	9	162

COUSCOUS-MÜSLI LV O D

Zutaten für 2 Portionen:

- 200 ml Milch (1,5 %)
- 70 g Couscous
- 1 EL Akazienhonig
- 1 Apfel
- 1 Banane
- 1 EL Walnüsse (gerieben)
- 2 EL Hanfsamen (geschält)
- 1 Prise Zimtpulver

Zubereitung:
Milch aufkochen. Couscous hineingeben. Vom Herd nehmen und ca. 5 Min. zugedeckt quellen lassen. In eine Schüssel füllen, mit Honig verrühren und auskühlen lassen. Apfel entkernen und in gefällige Stücke schneiden. Banane in Scheiben schneiden. Ausgekühlten Couscous mit Apfel, Banane und Walnüssen sowie Hanfsamen vermischen. Mit Zimt abschmecken. In eine kleine Schüssel füllen und servieren.

Tipp: Für eine leicht verdauliche Variante dünsten Sie zuerst den Apfel mit den Nüssen in etwas Wasser und geben diesen erst dann zum Couscous.

kcal	EW/g	Fett/g	KH/g	Blst/g	Ca/mg
375	12	18	41	5	142

HÜTTENKÄSE MIT FRÜHLINGSGEMÜSE P O D

Zutaten für 2 Portionen:

- 200 g Hüttenkäse
- 100 g Radieschen
- 50 g Tomaten
- 50 g Gurke
- 1 EL Kresse (frisch)
- 1 EL Schnittlauchröllchen
- Salz, Pfeffer
- 4 Scheiben Vollkornbrot
- 1 EL Halbfettbutter

Zubereitung:
Radieschen putzen und in dünne Streifen raspeln. Tomaten und Gurken in kleine Würfel schneiden. Gemüse mit Hüttenkäse vermischen, Kresse und Schnittlauchröllchen unterrühren. Mit Salz und Pfeffer abschmecken. Brot mit etwas Butter bestreichen und dazu reichen.

kcal	EW/g	Fett/g	KH/g	Blst/g	Ca/mg
290	20	8	36	8	144

HIMBEER-BANANEN-SHAKE LV O D

Zutaten für 2 Portionen:

- 1 gr. Banane (reif)
- 100 g Himbeeren (tiefgekühlt)
- 400 ml Buttermilch
- 1 EL Leinöl
- 2 EL Haferflocken (schmelzend)
- 1 Prise Zimtpulver

Zubereitung:
Himbeeren auftauen und mit der Banane, den Haferflocken, dem Leinöl und der Buttermilch glatt pürieren. Mit Zimtpulver würzen.

Tipp: Für eine leicht verdauliche Variante können Sie statt Himbeeren Heidelbeeren/Blaubeeren oder eine Banane nehmen.

kcal	EW/g	Fett/g	KH/g	Blst/g	Ca/mg
230	9	7	30	6	250

TOAST MIT SCHAFSKÄSEAUFSTRICH LV P O D

Zutaten für 2 Portionen:

- 100 g Schafskäse
- 50 g Joghurt (1 %)
- ½ Bund Dill (fein gehackt)
- Salz, Pfeffer
- 4 Scheiben Mehrkorntoast

Zubereitung:
Schafskäse mit einer Gabel zerdrücken und mit Joghurt gut verrühren. Gehackten Dill unter die Schafskäsemasse geben. Mit Salz und Pfeffer abschmecken. Mit Toastbrot servieren.

kcal	EW/g	Fett/g	KH/g	Blst/g	Ca/mg
252	13	12	24	3	284

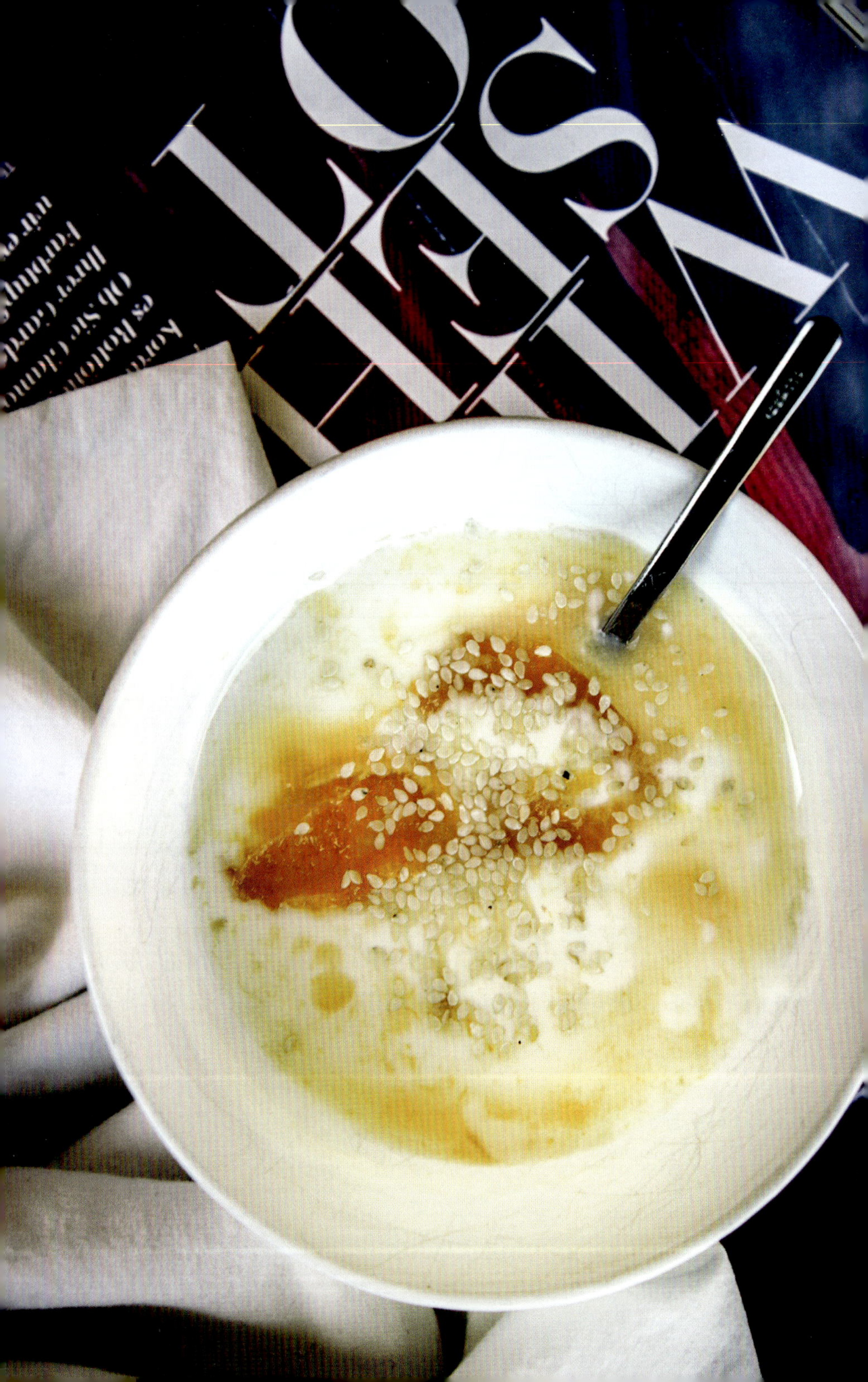

ORANGENJOGHURT MIT SESAM O D

Zutaten für 2 Portionen:

- 1 Becher (200 g) Cottage Cheese
- 125 g Brombeeren
- 125 g Himbeeren
- 1 EL Honig oder etwas Süßstoff (flüssig)
- 2 Scheiben Vollkorn-Toastbrot
- 10 g Butter

Zubereitung:

Cottage Cheese mit flüssigem Honig oder Süßstoff verrühren. Beerenobst verlesen, unter kaltem Wasser abbrausen, gut abtropfen lassen und unter den Cottage Cheese geben. Toastscheiben mit Butter bestreichen und mit Hüttenkäse genießen.

Tipp: Für eine leicht verdauliche Variante können Sie statt Brombeeren Heidelbeeren/Blaubeeren oder eine Banane nehmen.

kcal	EW/g	Fett/g	KH/g	Blst/g	Ca/mg
281	9	11	34	6	370

BUNTES CAMEMBERT-BROT P O D

Zutaten für 2 Portionen:

- 4 Scheiben Misch- bzw. Vollkornbrot
- 100 g Camembert (leicht)
- 2 Orangen
- 1 EL Kresse

Zubereitung:

Camembert in Scheiben schneiden. Brot damit belegen und Orangen filetiert dazu servieren. Mit Kresse bestreuen.

kcal	EW/g	Fett/g	KH/g	Blst/g	Ca/mg
289	18	5	40	9	362

WEICHES EI MIT KRÄUTERJOGHURT LV P O D

Zutaten für 2 Portionen:

- 2 Eier
- 250 g Joghurt (1 %)
- 1–2 EL Zitronensaft
- 1 EL Dijonsenf
- 2 EL gehackte, frische Kräuter (bzw. tiefgekühlte Kräutermischung)
- Salz, Pfeffer
- 2 Scheiben Vollkornbrot
- 10 g Butter

Zubereitung:

Eier nach Wunsch 3–5 Min. weich kochen. Joghurt mit Senf und Kräutermischung glatt verrühren; mit Zitronensaft, Salz und Pfeffer abschmecken. Im Glas anrichten, dazu Ei und Brot (mit Butter bestrichen) servieren.

Tipp: Für eine leicht verdauliche Variante würzen Sie sparsam mit Pfeffer und Senf.

kcal	EW/g	Fett/g	KH/g	Blst/g	Ca/mg
284	15	14	24	4	220

KLEINE SPEISEN

CAMEMBERT-BIRNEN-SALAT MIT RUCOLA P O D

Zutaten für 2 Portionen:

- 60 g Rucola/Rauke
- 100 g Camembert (leicht)
- 2 kl. Birnen
- 100 g Joghurt (1 %)
- 1 TL Dijonsenf
- 1 TL Honig bzw. Süßstoff
- 1 EL Limettensaft
- Salz, Pfeffer
- 2 Scheiben Vollkornbrot

Zubereitung:
Rucola waschen und trockenschütteln. Camembert in mundgerechte Stücke teilen. Birnen waschen, vom Kerngehäuse befreien und in schmale Spalten schneiden. Joghurt mit Senf, Limettensaft und Honig bzw. Süßstoff verrühren, mit Salz und Pfeffer abschmecken. Rucola auf den Tellern anrichten, Camembert und Birnenspalten darüber verteilen und mit dem Joghurtdressing übergießen. Dazu Vollkornbrot servieren.

kcal	EW/g	Fett/g	KH/g	Blst/g	Ca/mg
272	18	7	35	7	436

ERDBEER-SPARGEL-SALAT D

Zutaten für 2 Portionen:

- 250 g Spargel
- 1 EL Zitronensaft
- 1 TL Honig
- 125 g Erdbeeren
- 50 g Vogerl-/Feldsalat
- 1 EL Balsamicoessig
- 2 EL Petersilie (frisch, gehackt)
- Kräuter nach Belieben (frisch)
- 1 Prise brauner Zucker
- 1 EL Walnussöl

Zubereitung:
Aus dem Balsamicoessig, 1 EL Petersilie, den klein gehackten Kräutern, Zucker und Walnussöl eine Marinade herstellen. Spargel waschen, schälen, die holzigen Enden großzügig abschneiden und in ca. 2 cm lange Stücke schneiden. In einem Topf Wasser mit Zitronensaft und Honig aufkochen, die Spargelstücke hineingeben und etwa 10 Min. köcheln lassen, bis das Gemüse weich ist. Herausnehmen und abtropfen lassen, dann heiß zur Marinade geben und darin kalt werden lassen. Die Erdbeeren waschen, putzen und vierteln. Den Vogerlsalat ebenfalls waschen. Salat auf einem großen Teller verteilen, Spargel und Erdbeeren daraufgeben und mit dem Dressing übergießen. Mit der restlichen Petersilie garnieren.

kcal	EW/g	Fett/g	KH/g	Blst/g	Ca/mg
119	4	7	10	4	65

KICHERERBSENSALAT P O D

Zutaten für 2 Portionen:

- 250 g Kichererbsen (aus der Dose)
- 300 g Tomaten
- ½ Bund Frühlingszwiebeln
- 1 EL Petersilie (frisch, gehackt)
- 1 Knoblauchzehe
- 150 g Joghurt (1 %)
- 1 TL Olivenöl
- 1 EL Zitronensaft
- 1 Prise Zucker
- 1 Msp. Kardamom
- 1 Msp. Kreuzkümmel
- Salz, Pfeffer

Zubereitung:

Tomaten in mundgerechte Stücke schneiden. Frühlingszwiebeln putzen und in feine Ringe schneiden. Kichererbsen abtropfen lassen, mit Tomaten und Zwiebeln vermengen. Joghurt mit Olivenöl, Zitronensaft, Zucker und Gewürzen verrühren. Knoblauch schälen und mit einem Messer fein hacken. Anschließend Knoblauch mit gehackter Petersilie in das Dressing geben. Über das Gemüse gießen und vor dem Servieren kurz ziehen lassen.

kcal	EW/g	Fett/g	KH/g	Blst/g	Ca/mg
256	13	7	32	8	208

PIZZATOAST P O D

Zutaten für 2 Portionen:

- 4 Scheiben Vollkorntoast
- 2 Scheiben Schinken
- 2 Scheiben Emmentaler Käse
- 1 EL Crème fraîche
- 1 rote Paprikaschote
- 1 EL gemischte Kräuter (frisch oder tiefgekühlt, gehackt)
- Salz, Pfeffer

Zubereitung:

Backofen auf 200° C vorheizen. Schinken und Käse in kleine Würfel schneiden. Paprika waschen und ebenfalls kleinwürfelig schneiden. Mit Käse, Schinken, Kräutern und Crème fraîche verrühren, anschließend mit Salz und Pfeffer abschmecken. Die Toastscheiben damit belegen, auf ein mit Backpapier ausgelegtes Backblech setzen und 15–20 Min. überbacken. Die Pizzatoasts heiß auf kleinen Tellern servieren.

Tipp: Dazu passen ideal Cocktailtomaten und Gurkensticks als Beilage.

kcal	EW/g	Fett/g	KH/g	Blst/g	Ca/mg
272	15	14	20	6	334

MOZZARELLA MIT TOMATEN LV P O D

Zutaten für 2 Portionen:

- 1 Pkg. (120 g) Mozzarella
- 3 Tomaten
- ½ Bund Basilikum (frisch)
- dunkler Balsamicoessig
- 1 EL Olivenöl
- Salz, Pfeffer

Zubereitung:

Tomaten waschen und in Scheiben schneiden. Den Mozzarella ebenfalls in Scheiben schneiden. Basilikum waschen und die Blättchen abzupfen. Auf einem Teller abwechselnd eine Lage Mozzarella und eine Lage Tomaten aufschichten, Basilikum darüber verteilen. Mit Salz und Pfeffer abschmecken und zum Schluss vor dem Servieren mit etwas Essig und Olivenöl beträufeln.

Tipp: Für eine leicht verdauliche Variante würzen Sie sparsam mit Pfeffer.

kcal	EW/g	Fett/g	KH/g	Blst/g	Ca/mg
217	12	18	2	1	256

GEFLÜGELSALAT MIT ANANAS LV P D

Zutaten für 2 Portionen:

- 100 g Hühnerbrustfilet
- 70 g Ananas (aus der Dose)
- 25 g Sellerie
- 1 EL Mayonnaise (leicht)
- 50 g Joghurt (1 %)
- Saft von ½ Zitrone
- 1 EL Rapsöl
- 1 EL Petersilie oder Dill (frisch, gehackt)
- Salz

Zubereitung:

Hühnerfleisch waschen, trockentupfen, in dünne Streifen schneiden und diese mit Salz würzen. In heißem Rapsöl von allen Seiten goldgelb braten. Sellerie schälen, kochen und in kleine Würfel schneiden, Ananas in Stücke schneiden. Ananas, Fleischstreifen, Sellerie, Zitronensaft, Joghurt und Mayonnaise miteinander vermischen und mit Salz abschmecken. Vor dem Servieren mit gehackten Kräutern bestreuen.

Tipp: Für eine leicht verdauliche Variante können statt der Ananas Pfirsiche aus der Dose verwendet werden.

kcal	EW/g	Fett/g	KH/g	Blst/g	Ca/mg
206	14	12	10	1	67

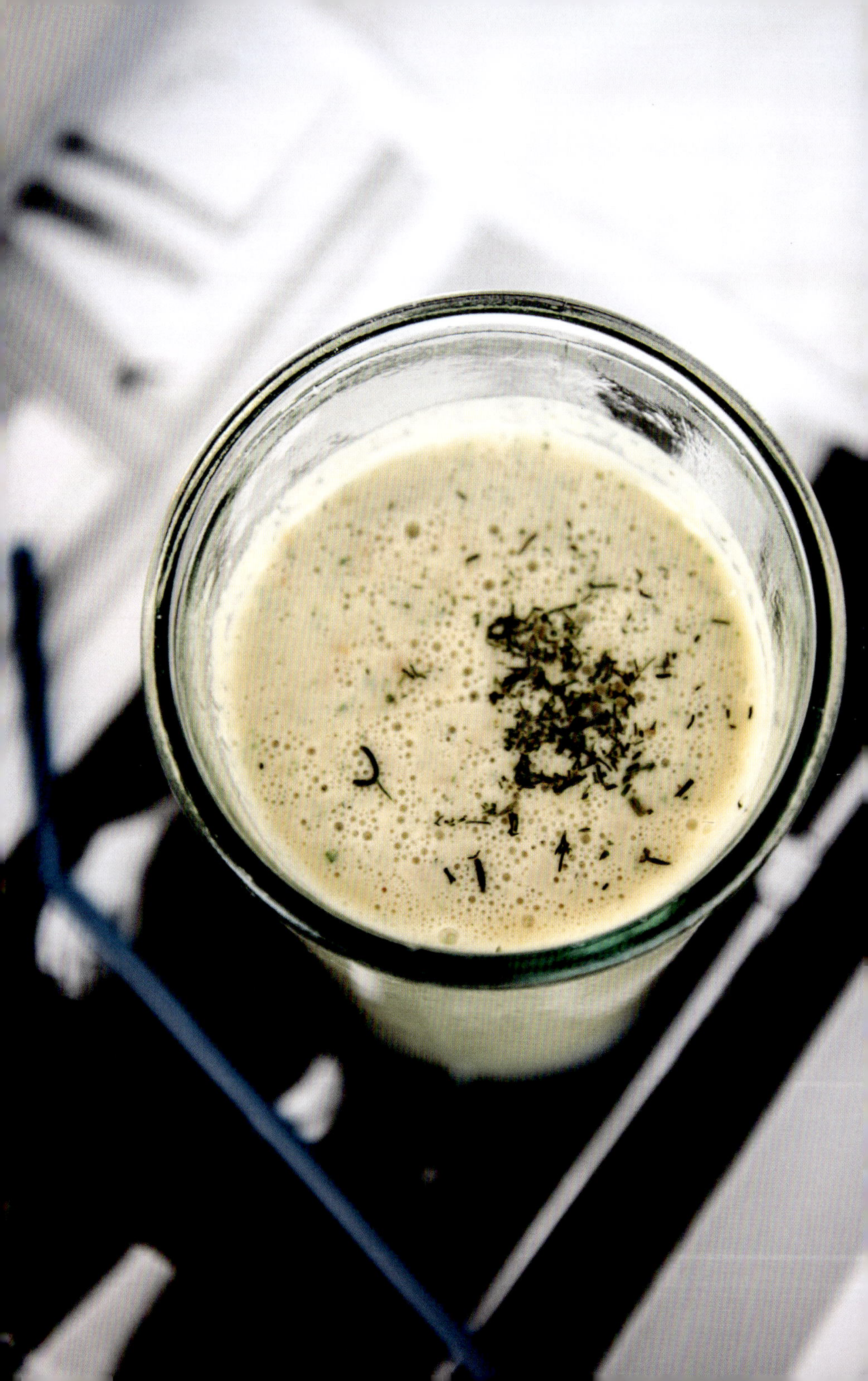

GEMÜSEDRINK O D

Zutaten für 2 Portionen:

- 150 g Joghurt (1 %)
- 1 TL Leinöl
- 100 g Gurke
- 60 g Tomaten
- 1 EL Dill (frisch, gehackt)
- 1 TL Zitronensaft
- Salz

Zubereitung:
Gurke schälen, längs halbieren, die Kerne herauslösen und Gurke in kleine Stücke schneiden. Tomaten mit heißem Wasser überbrühen, dann schälen und klein würfeln. Alle Zutaten mit einem Stabmixer pürieren und mit Salz abschmecken. Gemüsedrink gekühlt servieren.

kcal	EW/g	Fett/g	KH/g	Blst/g	Ca/mg
143	7	8	11	1	230

FENCHEL-ORANGEN-SALAT O D

Zutaten für 2 Portionen:

- 1 Fenchelknolle
- 1 Orange
- 100 g Joghurt (1 %)
- 50 g Sauerrahm/ saure Sahne
- 1 EL Maiskeimöl
- 1 EL Walnüsse (gehackt)
- 1 TL Zitronensaft
- Salz

Zubereitung:
Fenchel putzen, vierteln und in dünne Streifen schneiden. Diese mit heißem Wasser kurz überbrühen, abseihen und auskühlen lassen. Orange schälen, filetieren und würfelig schneiden. Mit dem Fenchel vermengen. Joghurt mit Sauerrahm, Zitronensaft und Öl verrühren, mit Salz abschmecken und über das Orangen-Fenchel-Gemisch gießen. Ziehen lassen und mit gehackten Nüssen bestreuen.

kcal	EW/g	Fett/g	KH/g	Blst/g	Ca/mg
238	8	16	15	8	278

ORANGEN-KAROTTEN-DRINK LV O D

Zutaten für 2 Portionen:

- 1 kl. Orange
- 50 ml Karottensaft
- 100 ml Buttermilch

Zubereitung:
Orange schälen, klein schneiden und mit Karottensaft fein pürieren. Buttermilch untermengen und alles nochmals kurz mixen. Gekühlt in Gläsern servieren.

kcal	EW/g	Fett/g	KH/g	Blst/g	Ca/mg
98	5	1	16	3	176

SUPPEN

HIRSESUPPE MIT BROKKOLI LV D

Zutaten für 4 Portionen:

- 7 EL Hirse
- 1 l Wasser
- 1 Gemüsebrühwürfel
- 100 g Brokkoliröschen
- 2 Karotten
- ¼ Sellerieknolle
- 1 Petersilienwurzel
- 1 TL Liebstöckel (getrocknet)
- Salz

Zubereitung:

Hirse mit heißem Wasser waschen. Karotten, Sellerie und Petersilienwurzel putzen, schälen und kleinwürfelig schneiden. Brokkoliröschen waschen. Hirse mit dem Wurzelgemüse ohne Fett im Topf anrösten, mit Wasser aufgießen. Liebstöckel und Gemüsebrühwürfel hinzufügen. Alles ca. 20 Min. köcheln lassen, danach Brokkoliröschen hinzufügen. Nochmals etwa 10 Min. lang kochen. Bei Bedarf mit Salz nachwürzen und die Suppe servieren.

kcal	EW/g	Fett/g	KH/g	Blst/g	Ca/mg
142	5	4	22	5	75

LEICHTE KARTOFFELSUPPE LV D

Zutaten für 4 Portionen:

- 200 g Kartoffeln
- 50 g Karotten
- 1 EL Mehl (glatt)
- 1 EL Sauerrahm/saure Sahne
- 500 ml Gemüsebrühe
- Salz
- 1 Msp. Muskatnuss (frisch gerieben)
- 1 TL Majoran
- ½ TL Kümmel
- 1 Lorbeerblatt
- 1 TL Petersilie (frisch oder tiefgekühlt, gehackt)

Zubereitung:

Kartoffeln und Karotten schälen und kleinwürfelig schneiden. In einen Topf geben und mit Gemüsebrühe aufgießen, Gewürze und Salz hinzufügen und ca. 20 Min. kochen lassen. Mehl, Sauerrahm und etwas kaltes Wasser verrühren und in die kochende Suppe hineingeben, kurz aufkochen lassen. Fertige Suppe mit gehackter Petersilie bestreuen und servieren.

kcal	EW/g	Fett/g	KH/g	Blst/g	Ca/mg
90	3	3	13	3	52

KALTE ROTE-RÜBEN-SUPPE AUF POLNISCHE ART (O) (D)

Zutaten für 2 Portionen:

- 2 Rote Rüben
- 2 Eier
- ½ Gurke
- 2 EL Dill (gehackt)
- 1 EL Schnittlauchröllchen
- 100 g Sauerrahm/saure Sahne
- 300 g Sauermilch
- 1 EL Zitronensaft
- Salz, Pfeffer

Zubereitung:

Rote Rüben waschen und in leicht gesalzenem Wasser kochen. Abseihen, überkühlen lassen, dann schälen und in feine Streifen schneiden. Eier hart kochen, auskühlen lassen, schälen und vierteln. Gurke gründlich waschen und kleinwürfelig schneiden. Sauerrahm mit Sauermilch verrühren, mit Zitronensaft, Salz und Pfeffer abschmecken und anschließend Rote Rüben, Gurke, Dill und Schnittlauch untermengen. Kalt mit gekochten Eiern servieren.

Tipp: Statt frischer Roter Rüben können auch fertig gekochte Rote Rüben gekauft werden.

kcal	EW/g	Fett/g	KH/g	Blst/g	Ca/mg
162	8	10	9	2	159

KAROTTENCREMESUPPE (LV) (D)

Zutaten für 4 Portionen:

- 1 EL Butter
- 200 g Karotten
- 2 EL Weizenmehl
- Salz
- 1 Msp. Muskatnuss (frisch gerieben)
- 1 TL Petersilie (frisch oder tiefgekühlt, gehackt)
- 400 ml Gemüsebrühe

Zubereitung:

Karotten putzen und in grobe Stücke schneiden. In einen Topf geben und trocken anrösten. Mit Gemüsebrühe aufgießen und mit Salz und Muskat würzen. Zugedeckt auf kleiner Flamme kochen lassen. In der Zwischenzeit das Mehl fettfrei anrösten (linden). Wenn die Karotten weich sind, dann passieren oder mixen. Das angeröstete, abgekühlte Mehl mit kaltem Wasser verrühren und beigeben. Gemeinsam aufkochen lassen. Zum Schluss mit Butter abschmecken. Die Petersilie fein hacken und vor dem Servieren über die Suppe geben.

kcal	EW/g	Fett/g	KH/g	Blst/g	Ca/mg
95	2	6	8	3	38

STEINPILZ-KARTOFFEL-SUPPE (O) (D)

Zutaten für 4 Portionen:

- 20 g Steinpilze (getrocknet)
- 2 EL Rapsöl
- 1 Zwiebel
- 1 Msp. Muskatnuss (frisch gerieben)
- 200 g Lauch/Porree
- 200 g Kartoffeln (mehlig)
- 250 g Champignons
- 1 Bund Petersilie (gehackt)
- 800 ml Gemüsebrühe
- 2 EL Sauerrahm/saure Sahne
- ½ TL Liebstöckel
- 1 Lorbeerblatt
- Salz, Pfeffer

Zubereitung:

Kartoffeln schälen und klein würfeln. Champignons putzen und in feine Scheiben schneiden. Lauch putzen und in feine Ringe schneiden. Zwiebel schälen und fein hacken. Steinpilze in 250 ml warmem Wasser ca. 20 Min. einweichen, dann abgießen, dabei Einweichwasser auffangen und durch ein feines Sieb gießen. Steinpilze hacken. Zwiebel im heißen Öl zuerst weich dünsten, dann bei stärkerer Hitze goldgelb braten; Muskat dazugeben, kurz anrösten. Steinpilze, Lauch und Kartoffeln dazugeben, kurz unter Rühren anbraten; Champignons und die Hälfte der Petersilie unterrühren und mitbraten. Mit Gemüsebrühe und Pilz-Einweichwasser aufgießen sowie anschließend mit Liebstöckel und Lorbeerblatt verfeinern. Die Suppe zugedeckt ca. 15 Min. köcheln lassen. Einige Steinpilzstücke und das Lorbeerblatt aus der Suppe fischen. Mit dem Mixstab die Suppe mit der restlichen Petersilie fein pürieren. Sauerrahm unterheben. Eventuell mit Salz und Pfeffer abschmecken. Beim Anrichten Suppe mit Steinpilzen garnieren.

kcal	EW/g	Fett/g	KH/g	Blst/g	Ca/mg
170	7	10	13	8	130

GOLDREGENSUPPE (LV) (D)

Zutaten für 2 Portionen:

- 2 EL Weizengrieß
- 1 Karotte
- 1 Gelbe Rübe
- 1 EL Margarine
- 500 ml Gemüsebrühe
- je 1 Msp. Muskatnuss, Kümmel (gemahlen)
- 1 EL Petersilie (frisch oder tiefgekühlt, gehackt)

Zubereitung:

Grieß bei niedriger Temperatur in zerlassener Margarine goldgelb anrösten. Danach mit Suppe aufgießen, die Gewürze beigeben und gut verkochen lassen. Nach dem ersten Aufkochen die geputzte, fein geraffelte Karotte sowie die Gelbe Rübe beigeben und mitkochen lassen. Die gehackte Petersilie am Schluss beifügen und die Suppe servieren.

kcal	EW/g	Fett/g	KH/g	Blst/g	Ca/mg
93	2	6	8	3	33

KOHLRABI-APFEL-CREMESUPPE LV O D

Zutaten für 4 Portionen:

- 2 (je ca. 300 g) Kohlrabi
- 1 Apfel
- 1 cm Ingwerwurzel
- 600 ml Gemüsebrühe
- 1 EL Rapsöl
- 50 ml Schlagobers/Sahne
- je 1 Msp. Muskat, Kümmel (gemahlen)

Zubereitung:

Kohlrabi, Ingwer und Apfel schälen und in Würfel schneiden. In einem Topf 50 ml Brühe mit 1 EL Öl erhitzen; Kohlrabi, Ingwer und Apfelwürfel dazugeben und ca. 10 Min. dünsten. Mit restlicher Suppe aufgießen, weitere 10 Min. köcheln lassen und dann mit einem Mixstab pürieren. Sahne einrühren, die Suppe mit gemahlenem Kümmel und Muskat abschmecken; nochmals erhitzen, aufschlagen und servieren.

kcal	EW/g	Fett/g	KH/g	Blst/g	Ca/mg
141	3	10	10	3	100

WALDVIERTLER SUPPENTOPF P D

Zutaten für 4 Portionen:

- 150 g Suppengrün
- 1 Zwiebel
- 2 EL Rapsöl
- 800 ml Gemüsebrühe
- 200 g Hühnerbrust
- 60 g Suppennudeln (roh)
- 100 g Champignons
- 1 Knoblauchzehe
- ½ TL Pfefferkörner
- 1 Lorbeerblatt
- ½ Bund Petersilie (frisch)
- 1 Msp. Muskatnuss (frisch gerieben)
- Salz

Zubereitung:

Suppengrün putzen, schälen und würfelig schneiden. Zwiebel schälen und klein hacken.

Zwiebel und Gemüse in 1 EL Öl leicht anrösten, dann mit Gemüsesuppe aufgießen. Pfefferkörner, Lorbeerblatt und geschälten Knoblauch beigeben und die Suppe aufkochen lassen.

Gewaschenes Hühnerfleisch einlegen und etwa 20 Min. in der Suppe kochen. In der Zwischenzeit die Suppennudeln in reichlich Salzwasser bissfest kochen, abseihen und mit kaltem Wasser abschrecken. Geputzte Champignons blättrig schneiden, in 1 EL Öl kurz anrösten und mit wenig Wasser fertig dünsten.

Hühnerfleisch aus der Suppe nehmen, in Streifen schneiden und gemeinsam mit den gekochten Nudeln und gedünsteten Champignons in die Suppe geben. Mit Muskatnuss abschmecken und mit gehackter Petersilie bestreut servieren.

kcal	EW/g	Fett/g	KH/g	Blst/g	Ca/mg
212	17	9	17	5	81

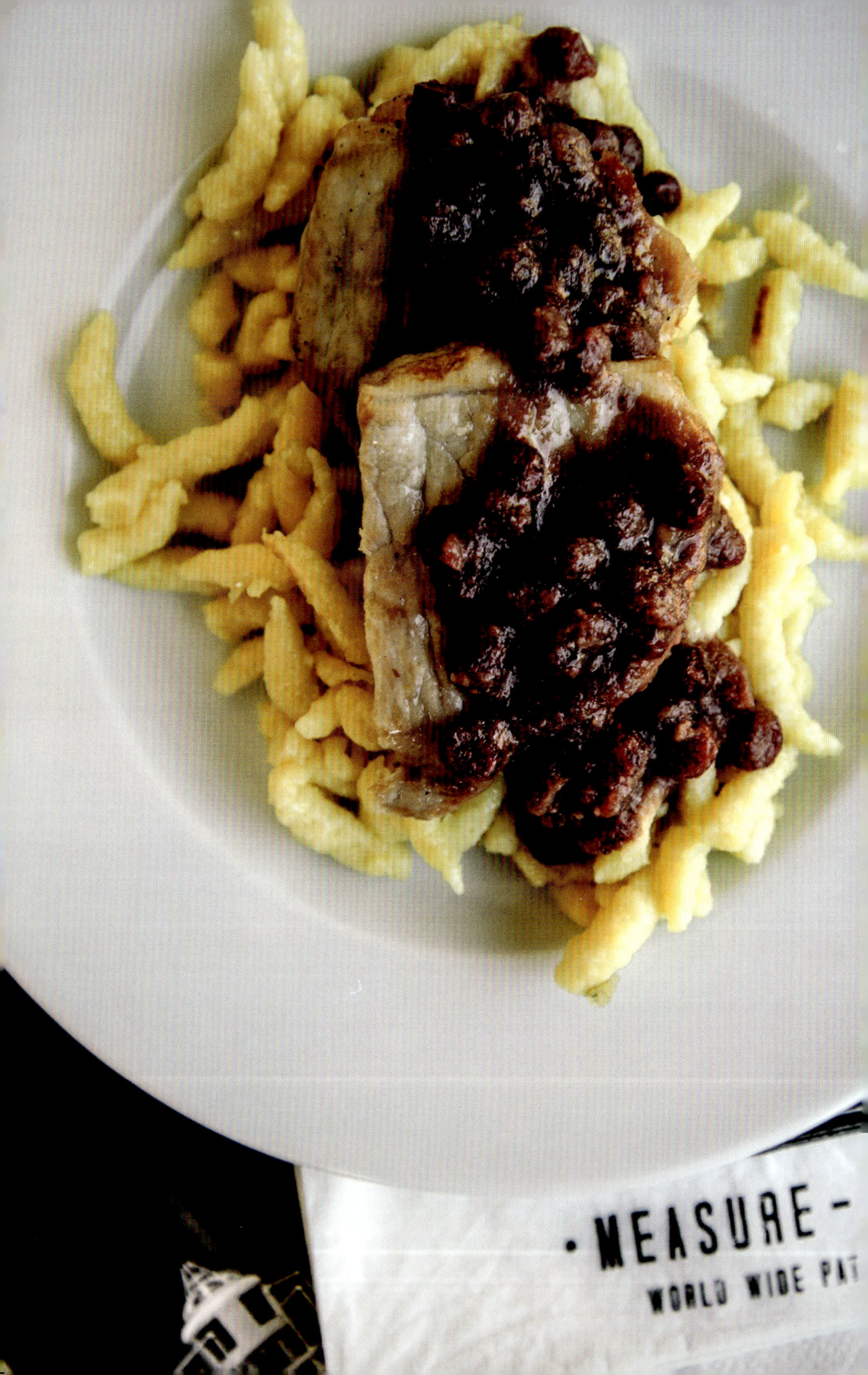

· MEASURE -
WORLD WIDE PAT

HAUPTSPEISEN MIT FLEISCH

SCHWEINEFILET IN PREISELBEERSAUCE LV P D

Zutaten für 2 Portionen:

- 250 g Schweinefilet
- 1 EL Rapsöl
- 1 EL Balsamicoessig
- 2 EL Preiselbeerkompott
- 2 EL Kondensmilch
- Salz

Zubereitung:
Das Fleisch kalt abspülen und trockentupfen. In 3 cm breite Medaillons schneiden, diese mit Salz würzen. Das Rapsöl in einer beschichteten Pfanne erhitzen und die Medaillons von beiden Seiten leicht anbraten, dann das Fleisch aus der Pfanne nehmen und in einer feuerfesten Form in den auf 160° C aufgeheizten Backofen geben. Etwa 15 Min. fertig dünsten. Den Essig mit dem Preiselbeerkompott verrühren, in die Pfanne geben und die Kondensmilch hinzufügen. Kurz aufkochen lassen und mit dem Fleisch servieren.

kcal	EW/g	Fett/g	KH/g	Blst/g	Ca/mg
233	29	10	6	0	54

GESCHNETZELTE PUTENBRUST P D

Zutaten für 2 Portionen:

- 100 g Vollkorn- bzw. Basmatireis
- 200 g Putenbrust
- 2 Zwiebeln
- 150 g Champignons
- 100 g Tomaten
- 1 EL Zitronensaft
- 2 EL Rapsöl
- 4 EL Schlagsahne/Obers
- 1 EL Tomatenmark
- Salz, Pfeffer
- ½ TL Currypulver
- 1 EL Petersilie (frisch oder tiefgekühlt, gehackt)

Zubereitung:
Reis nach Packungsanleitung kochen. Putenfleisch in schmale Streifen schneiden und mit Salz und Pfeffer würzen. Tomaten mit heißem Wasser überbrühen, schälen und in kleine Würfel schneiden. Champignons waschen, putzen, blättrig schneiden und mit Zitronensaft beträufeln. Rapsöl in einer Pfanne erhitzen, Fleischstreifen und Zwiebeln darin scharf anbraten. Champignons, Tomatenwürfel, Petersilie sowie Sahne beifügen und mit Tomatenmark und Currypulver würzen. Etwa 15 Min. auf kleiner Flamme dünsten, eventuell noch mit etwas Gemüsebrühe aufgießen. Mit gehackter Petersilie bestreut servieren.

kcal	EW/g	Fett/g	KH/g	Blst/g	Ca/mg
508	31	22	46	3	74

PUTENRÖLLCHEN IN KOKOSSAUCE P D

Zutaten für 2 Portionen:

- 1 Stk. (ca. 400 g) Putenfilet
- 250 g Wildreismischung
- ½ rote Pfefferoni/Peperoni
- 250 ml Kokosmilch
- 1 Knoblauchzehe
- 10 g Ingwerknolle
- 2 EL Rapsöl
- 1 EL Limettensaft (oder Zitronensaft)
- 1 TL abgeriebene Schale von 1 Biolimette (oder Biozitrone)
- ca. 1 EL Sambal Oelek
- Salz, Pfeffer

Zubereitung:

Wildreismischung nach Packungsanweisung im Salzwasser bissfest garen. In der Zwischenzeit Ingwer und Knoblauch schälen und fein hacken. Pfefferoni längs halbieren, gut entkernen, waschen und quer in feine Streifen schneiden. Putenfilet waschen, trockentupfen und in 8 dünne Schnitzel schneiden. Putenschnitzel salzen, pfeffern, mit Sambal Oelek bestreichen, dann aufrollen und mit Holzspießchen feststecken.

Fleischröllchen im heißen Öl von allen Seiten anbraten; Knoblauch, Ingwer und Limettenschale hinzufügen und kurz mitbraten. Mit Kokosmilch aufgießen. Etwa 10 Min. köcheln lassen, dabei die Röllchen öfters wenden. Anschließend die Sauce mit Limettensaft, Salz und Pfeffer abschmecken.

Tipp: Als Beilage eignet sich ein Sojasprossensalat ideal.

kcal	EW/g	Fett/g	KH/g	Blst/g	Ca/mg
404	29	8	54	1	38

ROSMARINHÄHNCHEN AUF FENCHEL LV P O D

Zutaten für 2 Portionen:

- 2 (ca. 250 g) Hühnerbrustfilets
- 2 (ca. 500 g) Fenchelknollen
- 200 g Cocktailtomaten
- 2 EL Olivenöl
- 300 ml Hühnerfond oder -brühe
- 1 Zweig Rosmarin
- Salz

Zubereitung:

Backofen auf 220° C (Umluft 200° C) vorheizen. Fenchel putzen und in Scheiben schneiden. Rosmarin abbrausen, die Nadeln abstreifen Hühnerbrustfilets abspülen, trockentupfen und mit Salz und Rosmarin einreiben. In einer beschichteten Pfanne in Olivenöl auf beiden Seiten sanft anbraten, danach herausnehmen und beiseitelegen. Fenchel in derselben Pfanne anbraten und dann in eine feuerfeste Form geben. Hühnerfilets darauflegen und Hühnerbrühe darübergießen. Im vorgeheizten Backofen ca. 30 Min. braten. Tomaten waschen, halbieren und 5 Min. vor Ende der Garzeit hinzufügen. Die Rosmarinhähnchen auf dem Fenchelgemüse anrichten und eventuell mit Salzkartoffeln servieren.

kcal	EW/g	Fett/g	KH/g	Blst/g	Ca/mg
332	38	14	12	11	329

GEFÜLLTE ZUCCHINI P D

Zutaten für 2 Portionen:

- 2 mittelgroße Zucchini
- 100 g Basmatireis
- 2 Zwiebeln
- 150 g Faschiertes/ Hackfleisch
- 150 ml Gemüsebrühe
- 2 EL Olivenöl
- 1 rote Paprikaschote
- 1 Dose (ca. 400 g) Tomatenstücke
- 1 EL Basilikum (frisch, fein gehackt)
- ½ TL Oregano
- Salz, Pfeffer

Zubereitung:

Zucchini waschen, in der Mitte durchschneiden und beide Hälften der Länge nach halbieren. Mit einem Teelöffel aushöhlen. Reis nach Packungsanweisung garen. Zucchinihälften in einem großen Topf im kochenden Wasser 5 Min. lang kochen, danach aus dem Wasser nehmen, mit kaltem Wasser abschrecken und abtropfen lassen. Zwiebeln schälen und fein hacken. Die Hälfte der Zwiebeln in 1 EL heißem Öl anbraten, Fleisch beigeben und gut durchbraten. Mit Salz und Pfeffer würzen. Danach Reis beigeben und gut durchmischen. Die Reis-Fleisch-Füllung in die Zucchinihälften verteilen und mit ca. 150 ml Gemüsebrühe in eine feuerfeste Auflaufform geben. Backofen auf 180° C aufheizen. Paprika in kleine Würfel schneiden. Restliche Zwiebeln in 1 EL Öl andünsten, Paprikawürfel beifügen und mitdünsten, bis das Gemüse weich ist. Dann die Tomaten untermengen und mit Gewürzen abschmecken. Etwa 10 Min. lang kochen lassen und Basilikum beigeben. Gemüsesauce über die Zucchinihälften gießen und 15–20 Min. im Backofen backen. Gefüllte Zucchini auf Tellern anrichten und servieren.

kcal	EW/g	Fett/g	KH/g	Blst/g	Ca/mg
518	22	25	49	7	96

HAUPTSPEISEN MIT FISCH

WILDLACHS MIT BROKKOLI (P) (O) (D)

Zutaten für 2 Portionen:

- 2 Stk. (je ca. 150 g) Wildlachsfilet (tiefgefroren/aufgetaut)
- 400 g Brokkoliröschen (frisch oder tiefgefroren/aufgetaut)
- 1 EL Olivenöl
- 1 EL Butter
- Saft von ½ Zitrone
- 1 EL Petersilie (frisch oder tiefgekühlt, gehackt)
- Salz

Zubereitung:

Lachsfilets waschen und trockentupfen. Öl mit Zitronensaft und Salz verrühren und Fisch darin ca. 20 Min. marinieren. Filets in der heißen Butter von beiden Seiten 5–8 Min. braten, mit der verbliebenen Marinade aufgießen und kurz weiterdünsten. Währenddessen Brokkoli im Salzwasser bissfest garen. Den fertigen Fisch mit Brokkoliröschen anrichten und mit gehackter Petersilie bestreuen.

Tipp: Als Beilage passen dazu sehr gut Salzkartoffeln oder Bandnudeln.

kcal	EW/g	Fett/g	KH/g	Blst/g	Ca/mg
384	34	24	7	6	236

KABELJAUFILET MIT SPINATFÜLLUNG (LV) (P) (O) (D)

Zutaten für 4 Portionen:

- 8 (zu je 75 g) dünne Kabeljaufilets (frisch oder tiefgefroren/aufgetaut)
- 2 EL Zitronensaft
- 200 g Blattspinat (frisch oder tiefgekühlt)
- 4 TL Kräuterbutter
- 4 EL Crème fraîche
- 4 mittelgroße Tomaten
- 1 Prise Muskatnuss (frisch gerieben)
- Salz

Zubereitung:

Kabeljaufilets unter kaltem Wasser abspülen, mit Küchenpapier trockentupfen, mit Zitronensaft beträufeln und salzen. Spinat in wenig Salzwasser etwa 10 Min. garen. Abtropfen lassen, dann mit Muskat und Salz würzen. Vier Fischfilets in eine Auflaufform geben und mit Kräuterbutter bestreichen. Den Spinat darauf verteilen und jeweils mit dem zweiten Fischfilet bedecken. Crème fraîche und in Scheiben geschnittene Tomaten auf den Fisch geben. Die Auflaufform mit Folie abdecken und im vorgeheizten Backofen 15–20 Min. bei 220° C garen.

Tipp: Als Beilage können im Backofen gebackene Kroketten serviert werden.

kcal	EW/g	Fett/g	KH/g	Blst/g	Ca/mg
284	28	17	3	2	113

SCHOLLENRÖLLCHEN IN DILLSAUCE LV P O D

Zutaten für 2 Portionen:

- 2 Stk. (je ca. 150 g) Schollenfilet (frisch oder tiefgefroren/aufgetaut)
- 1 EL Zitronensaft
- 3 EL Dill (frisch oder tiefgekühlt, gehackt)
- 1 Zucchino
- 2 EL Rapsöl
- 200 ml Gemüsebrühe
- 50 ml Milch (1,5 %)
- 1 EL Weizenvollkornmehl
- 1 Msp. Muskatnuss (frisch gerieben)
- Salz

Zubereitung:

Schollenfilets waschen, trockentupfen und längs halbieren. Mit Zitronensaft, Salz und Muskat von beiden Seiten würzen und 1 EL gehackten Dill darüber verteilen. Zucchino putzen, längs in dünne Streifen schneiden und in 1 EL Öl kurz goldgelb anbraten. Dann auf die Filets legen, alles aufrollen und mit Holzspießchen feststecken. Die Röllchen im restlichen Öl kurz anbraten, dann mit 100 ml Gemüsebrühe aufgießen und bei mittlerer Hitze etwa 10 Min. dünsten. Milch und 100 ml der Brühe zum Kochen bringen. Mehl in etwas kaltes Wasser einrühren, dann in die Milch geben und auf kleiner Flamme 5 Min. leicht köcheln lassen. Die Sauce mit dem entstandenen Fischsud und gehacktem Dill verrühren. Die Schollenröllchen mit der Sauce übergießen und servieren.

Tipp: Als Beilage eignen sich Bandnudeln und ein Tomatensalat.

kcal	EW/g	Fett/g	KH/g	Blst/g	Ca/mg
318	30	17	10	2	150

FISCHFILET AUS DER FOLIE LV P D

Zutaten für 2 Portionen:

- 600 g Fischfilet (z. B. Zander – frisch oder tiefgefroren/aufgetaut)
- Saft von 1 Zitrone
- ½ Bund Dill
- 2 EL Olivenöl
- 300 g Tomaten
- ½ TL Oregano
- Salz

Zubereitung:

Fischfilets mit Zitronensaft beträufeln und auf die mit Öl bestrichene Alufolie legen. Die geschälten, in Scheiben geschnittenen Tomaten darauflegen. Mit Salz und Oregano bestreuen. Die Filets straff in die Folie wickeln und die Enden der Folie abdrehen. Im vorgeheizten Backofen 10–20 Min. bei 220° C garen. Den gegarten Fisch aus der Folie nehmen und mit Dillspitzen bestreuen.

Tipp: Als Beilagen können Salzkartoffeln und ein Gurken-Dill-Salat serviert werden.

kcal	EW/g	Fett/g	KH/g	Blst/g	Ca/mg
262	33	13	4	1	56

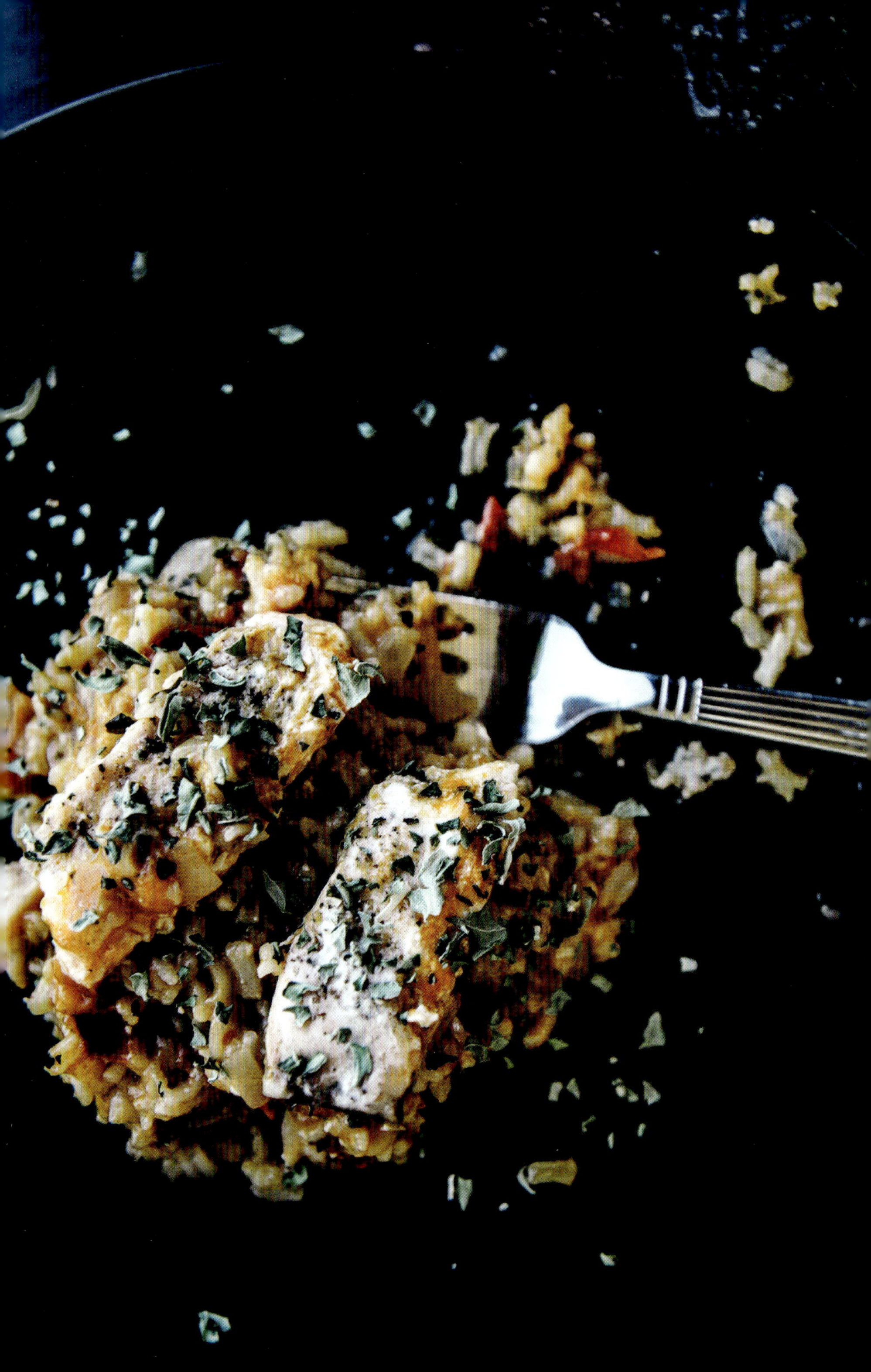

BASILIKUMRISOTTO MIT LACHS P D

Zutaten für 4 Portionen:

- 200 g Risottoreis
- 250 g Lachsfilet (frisch oder tiefgefroren/aufgetaut)
- 200 g Tomaten
- 1 Zwiebel
- 1 Knoblauchzehe
- 1 rote Pfefferoni/Peperoni
- 1 EL Butter
- 1 EL Olivenöl
- 2 EL Tomatenmark
- 350 ml heiße Hühnerbrühe
- 4 EL Schlagobers/Sahne
- 1 EL Zitronensaft
- Salz, Pfeffer
- 1 Bund Basilikum (frisch)
- 1 EL Balsamicoessig
- 1 EL Parmesan (gerieben)

Zubereitung:

Lachsfilet waschen, trockentupfen und in Streifen schneiden. Mit Zitronensaft und Balsamicoessig beträufeln und mit etwas Salz und Pfeffer würzen. Zwiebel und Knoblauch schälen und fein würfeln. Pfefferoni waschen, entkernen und in sehr feine Stücke schneiden. Tomaten mit heißem Wasser überbrühen, schälen, entkernen und das Tomatenfruchtfleisch klein würfeln. In einem Topf Butter mit Olivenöl erhitzen, darin Zwiebel- und Knoblauchwürfel sowie Pfefferonistückchen andünsten. Reis einstreuen, etwa 5 Min. unter ständigem Rühren glasig dünsten, dann Tomatenmark beigeben. Nach und nach unter Rühren mit heißer Hühnerbrühe und Schlagobers aufgießen, bis der Reis die ganze Flüssigkeit aufgesogen hat und gar ist (ca. 20 Min.). Mit Salz und Pfeffer würzen. Basilikumblätter von den Stielen zupfen, einige Blätter für die Garnitur beiseitelegen, den Rest grob hacken. Gehacktes Basilikum und ¾ von den Tomatenwürfeln unter den Reis geben, Lachsstreifen auf das Risotto legen und bei milder Hitze etwa 7 Min. zugedeckt dünsten lassen.
Beim Servieren mit den Basilikumblättern sowie restlichen Tomatenstückchen garnieren und mit geriebenem Parmesan bestreuen.

Tipp: Dazu kann ein Blattsalat als Beilage gereicht werden.

kcal	EW/g	Fett/g	KH/g	Blst/g	Ca/mg
445	22	20	44	2	83

FRUCHTIGES FISCHCURRY LV P O D

Zutaten für 2 Portionen:

- 100 g Basmatireis
- 250 g Fischfilet (z. B. Kabeljau – frisch oder tiefgefroren/aufgetaut)
- 1 (ca. 50 g) Karotte
- ½ Bund Frühlingszwiebeln
- ½ rote Paprikaschote
- 1 kl. Apfel
- 2 Ananasscheiben (aus der Dose/Konserve)
- 1 TL Speisestärke
- 1 EL Butter
- 1 EL Rapsöl
- 70 ml Gemüsebrühe
- 1 EL Zitronensaft
- 1 TL Currypulver
- Salz, Pfeffer

Zubereitung:

Reis nach Packungsanweisung kochen. Fischfilets waschen, trockentupfen, grob würfeln und mit Zitronensaft beträufeln. Das Gemüse waschen, die Karotte schälen und in Stifte schneiden. Paprika in Streifen, Frühlingszwiebeln in feine Ringe schneiden. Apfel schälen, das Kerngehäuse entfernen und gemeinsam mit der Ananas in grobe Würfel schneiden. Butter in einer Pfanne erhitzen, geschnittenes Gemüse und Obst darin einige Min. anbraten, danach mit Salz und Pfeffer würzen und aus der Pfanne nehmen. Öl in das Bratfett geben, nochmals erhitzen, Fischwürfel unter Wenden ca. 5 Min. braten, dann leicht salzen und herausnehmen. Das Bratfett mit Currypulver bestauben, mit Gemüsebrühe aufgießen und aufkochen lassen. Stärke mit wenig kaltem Wasser anrühren und in die Currysauce geben, dann Gemüse und Obst zugeben und aufkochen lassen. Die Fischwürfel vorsichtig unterheben. Mit Reis servieren.

kcal	EW/g	Fett/g	KH/g	Blst/g	Ca/mg
496	30	16	56	5	80

HAUPTSPEISEN VEGETARISCH

GEMÜSELAIBCHEN MIT JOGHURTSAUCE P O D

Zutaten für 2 Portionen:

- 250 g gemischtes Gemüse (tiefgekühlt)
- 1 Zwiebel
- 50 g Champignons
- 250 g Kartoffeln
- 1 Ei
- 2 EL Rapsöl
- 200 g Joghurt (1 %)
- 1 EL gemischte Kräuter (frisch oder tiefgekühlt, gehackt)
- Salz, Pfeffer

Zubereitung:

Gemüse im Salzwasser dünsten und abgießen. Zwiebel schälen, klein würfeln und in Öl anrösten. Champignons putzen und blättrig schneiden. Pilze zu den Zwiebeln geben und weich dünsten, bis die Flüssigkeit reduziert ist. Kartoffeln kochen, noch heiß schälen, durch eine Kartoffelpresse drücken und leicht auskühlen lassen. Ei, Gemüse und Kartoffeln der Champignonmasse beigeben und alles würzen. Laibchen formen und im heißen Fett goldgelb backen.

Für die Joghurt-Kräuter-Sauce Joghurt mit gehackten Kräutern verrühren, mit Salz und Pfeffer abschmecken. Anschließend die Gemüselaibchen mit der Joghurtsauce servieren.

kcal	EW/g	Fett/g	KH/g	Blst/g	Ca/mg
343	14	18	32	9	196

HIRSEFLOCKEN-TOPFEN-AUFLAUF MIT WEICHSELKIRSCHEN LV P O D

Zutaten für 4 Portionen:

- 500 g Topfen/Quark (10 % F. i. T.)
- 10 EL Hirseflocken
- 4 Eigelb
- 4 Eiweiß
- 400 g Weichselkirschen (entsteint)
- 4 EL Zucker

Zubereitung:

Topfen mit etwas Wasser glatt verrühren. Eigelb mit Zucker schlagen und die Hirseflocken untermengen. Die Weichselkirschen hinzufügen. Eiweiß zu Eischnee steif schlagen und unterheben. Die Masse in eine mit Backpapier ausgelegte Auflaufform füllen und im auf 180° C vorgeheizten Backofen ca. 20–30 Min. backen. Nach der Backzeit den Auflauf aus dem Backofen nehmen, kurz überkühlen lassen, portionieren und anrichten.

Tipp: Für eine leicht verdauliche Variante verwenden Sie Heidelbeeren statt Weichselkirschen.

kcal	EW/g	Fett/g	KH/g	Blst/g	Ca/mg
404	26	11	48	2	197

PALATSCHINKEN MIT SPINATFÜLLUNG LV P O D

Zutaten für 2 Portionen:

Teig:

- 1 Ei
- 100 g Mehl
- 200 ml Milch (1,5 %)
- Mineralwasser
- 1 Prise Salz
- 1 EL Öl

Fülle:

- 250 g Blattspinat
- 150 g Schafskäse
- 1 EL Grünkernmehl
- 1 EL Parmesan (zum Bestreuen)
- 1 Msp. Muskatnuss (frisch gerieben)
- Salz
- etwas Fett für die Form

Zubereitung:
Aus den Eiern, Mehl, Milch, Öl, Salz und Mineralwasser einen Palatschinken- bzw. Pfannkuchenteig zubereiten, den Teig etwas rasten lassen. In der Zwischenzeit den Spinat waschen, in Salzwasser kochen und sehr gut ausdrücken. Spinat überkühlen lassen und sehr fein schneiden. Schafskäse zerkleinern und mit Grünkernmehl und den Gewürzen mit dem Spinat vermischen. Eine Backform mit Fett ausstreichen. Aus dem Teig in einer Teflonpfanne dünne Palatschinken backen. Die Spinatfülle gleichmäßig auf die Palatschinken verteilen; die Palatschinken dann einrollen, schräg in Stücke schneiden und in die vorbereitete Form setzen. Zum Schluss mit etwas Käse bestreuen, kurz im Backofen überbacken.

Tipp: Die Palatschinken eventuell mit gemischtem Blattsalat servieren.

kcal	EW/g	Fett/g	KH/g	Blst/g	Ca/mg
565	31	25	47	6	759

TOPFENSCHMARREN LV P O D

Zutaten für 1 Portion:

- 125 g Topfen/Quark (10 % F. i. T.)
- 1 kl. Ei
- 1 EL Sauerrahm/saure Sahne
- 1 EL feiner Grieß
- 1 Pkg. Vanillezucker oder etwas flüssiger Süßstoff
- 1 TL Stärkemehl
- ½ TL Schale einer Biozitrone
- evtl. Staub-/Puderzucker zum Bestreuen

Zubereitung:
Ei trennen. Eigelb mit Vanillezucker oder Süßstoff und Zitronenschale glatt rühren, Topfen und Sauerrahm unterrühren. Eiweiß steif schlagen. Grieß mit Stärkemehl vermengen und abwechselnd mit dem Eischnee unter die Topfenmasse heben.
Eine Teflonpfanne erhitzen und den Teig darin einfüllen. Sobald der Rand gestockt ist, den Teig auf die andere Seite wenden. Dann den Teig mit zwei Gabeln zerreißen und fertig backen. Eventuell mit Staubzucker bestreuen und mit Kompott oder Vanillesauce servieren.

kcal	EW/g	Fett/g	KH/g	Blst/g	Ca/mg
321	23	12	29	1	207

OMELETTE MIT ZUCCHINI P O D

Zutaten für 2 Portionen:

- 200 g Kartoffeln (festkochend)
- 2 kl. Zucchini
- 1 Zwiebel
- 1 EL Petersilie (gehackt)
- 4 Eier
- 4 EL Rapsöl
- Salz, weißer Pfeffer

Zubereitung:

Zwiebel schälen und fein hacken. Kartoffeln schälen, Zucchini putzen und beide Zutaten mit einem Gurkenhobel in dünne Scheiben hobeln. Danach mit Küchenpapier trockentupfen. Petersilie fein hacken und mit verquirlten Eiern vermengen. Öl in einer Pfanne erhitzen, Zucchini- und Kartoffelscheiben sowie gehackte Zwiebel darin bei geringer Hitze und unter häufigem Wenden ca. 10 Min. weich braten. Mit Salz und Pfeffer würzen und mit Eiermasse aufgießen. So lange weiterbraten, bis die Eiermasse an der Unterseite gestockt ist. Omelette wenden und weitere 5 Min. braten. In Stücke teilen und servieren.

kcal	EW/g	Fett/g	KH/g	Blst/g	Ca/mg
488	19	38	18	4	111

STEINPILZRISOTTO P O D

Zutaten für 4 Portionen:

- 30 g Steinpilze (getrocknet)
- 1 Zwiebel
- 2 EL Butter
- 250 g Risottoreis
- 200 ml Weißwein
- 800 ml Hühnerbrühe
- 60 g Parmesan (gerieben)
- Salz

Zubereitung:

Steinpilze mit kaltem Wasser kurz abspülen, dann mit heißem Wasser übergießen und 20 Min. einweichen. Abseihen (dabei Pilzwasser aufbewahren) und Steinpilze in Streifen schneiden. Zwiebel schälen und würfeln. In einem Topf 1 EL Butter erhitzen, darin Zwiebelwürfel und Pilze weich dünsten. Reis einstreuen, kurz mitrösten und mit Weißwein ablöschen. Nach und nach unter Rühren mit Pilzwasser und heißer Hühnerbrühe aufgießen, bis der Reis die gesamte Flüssigkeit aufgesogen hat und gar ist (ca. 20 Min.). Den Topf vom Herd nehmen, die restliche Butter sowie den geriebenen Parmesan unterheben.

Tipp: Das Risotto eventuell mit grünem Blattsalat servieren.

kcal	EW/g	Fett/g	KH/g	Blst/g	Ca/mg
416	12	14	50	5	218

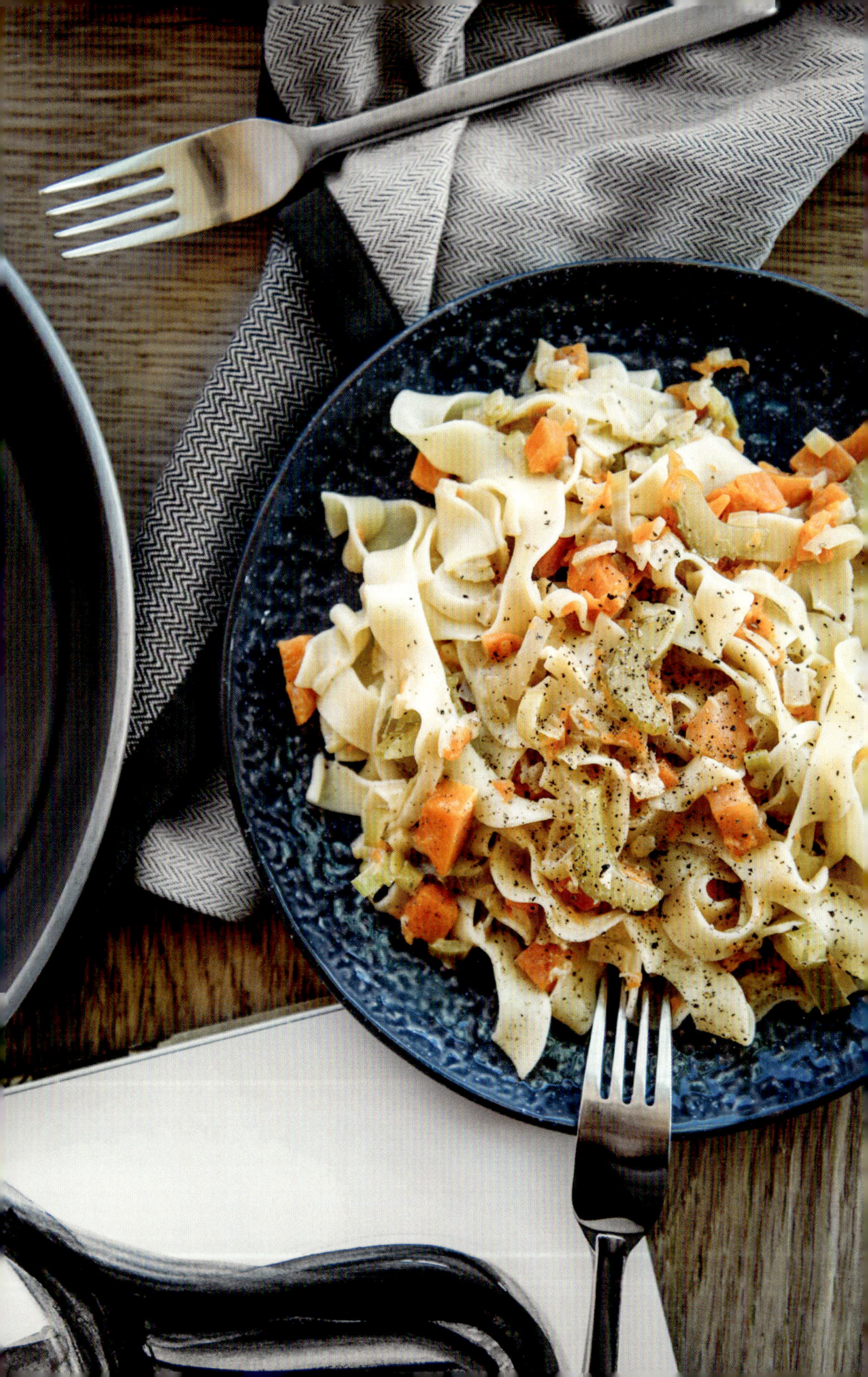

BANDNUDELN MIT KÜRBIS UND STANGENSELLERIE

P O D

Zutaten für 2 Portionen:

- 200 g Bandnudeln
- ½ Stange Lauch/Porree
- 1 Stangensellerie
- 150 g Kürbisfruchtfleisch
- 2 EL Orangensaft
- 1 Schalotte
- 1 EL Butter
- 50 ml Gemüsebrühe
- 4 EL Schlagobers/Sahne
- 2 EL Kürbiskerne
- Salz, Pfeffer (frisch gemahlen)
- 1 Msp. Cayennepfeffer
- 1 Msp. Muskatnuss (frisch gerieben)

Zubereitung:

Lauch und Sellerie putzen und in mundgerechte Stücke schneiden. Schalotte schälen und klein würfeln. Das geschnittene Gemüse in heißer Butter ca. 3 Min. andünsten. Kürbis in kleine Würfel schneiden, dazugeben und weitere 5 Min. mitdünsten. Mit Orangensaft und Gemüsebrühe aufgießen und bei schwacher Hitze etwa 15 Min. köcheln lassen. In der Zwischenzeit Bandnudeln nach Packungsanweisung im gesalzenen Wasser al dente (bissfest) kochen; dann abseihen, abtropfen lassen und zurück in den Topf geben. Die Sahne halbsteif schlagen, unter das Kürbisgemüse geben; danach mit Salz, Pfeffer, Cayenne und Muskat abschmecken. Unter die Nudeln geben, gut vermischen und anschließend in tiefen Tellern anrichten. Mit Kürbiskernen bestreuen.

Tipp: Dazu kann ein bunter, gemischter Salat gereicht werden.

kcal	EW/g	Fett/g	KH/g	Blst/g	Ca/mg
650	19	29	78	9	122

KARTOFFEL-EI-GEMÜSE P O D

Zutaten für 2 Portionen:

- 300 g Kartoffeln
- 1 kl. Zwiebel
- 1 Knoblauchzehe
- 100 g Champignons
- 150 g Erbsen (tiefgekühlt)
- 1 Karotte
- 2 Eier
- 2 EL Olivenöl
- 125 ml Gemüsebrühe
- 1 EL Zitronensaft
- 1 EL Crème fraîche
- 1 Prise Koriander (gemahlen)
- 1 EL Petersilie (frisch oder tiefgekühlt, gehackt)
- Salz, weißer Pfeffer

Zubereitung:
Kartoffeln schälen und in Würfel schneiden. Zwiebel und Knoblauch schälen und fein hacken, dann im heißen Öl glasig anbraten. Kartoffelwürfel dazugeben, mit Brühe aufgießen, aufkochen und bei schwacher Hitze etwa 15 Min. garen. Champignons putzen und feinblättrig schneiden. Unter die Kartoffeln geben, Zitronensaft, gefrorene Erbsen und Crème fraîche untermengen. Mit Salz, Pfeffer und Koriander würzen und zugedeckt bei geringer Hitze weitere 5 Min. garen. Eier ca. 5 Min. lang kochen, kalt abschrecken, schälen und vierteln. Karotten schälen und raspeln. Petersilie fein hacken. Kartoffelgemüse auf den Tellern anrichten und mit Karottenraspeln und Petersilie bestreuen. Eier danebensetzen, nach Belieben mit Salz und Pfeffer abschmecken und servieren.

kcal	EW/g	Fett/g	KH/g	Blst/g	Ca/mg
449	19	25	37	10	103

KARTOFFEL-SAUERKRAUT-AUFLAUF P O D

Zutaten für 4 Portionen:

- 500 g Kartoffeln (festkochend)
- 1 Stange Lauch/Porree
- 300 g Sauerkraut
- 3 Eier
- 350 g Sauerrahm/saure Sahne
- 1 EL Tomatenmark
- 1 EL Petersilie (gehackt)
- 1 TL Paprikapulver (edelsüß)
- Salz, Pfeffer

Zubereitung:
Kartoffeln schälen, im Salzwasser kochen und dann in grobe Würfel schneiden. Lauch putzen und in feine Ringe schneiden. Kartoffelwürfel mit Lauchringen und Sauerkraut vermengen, danach mit Salz und Pfeffer würzen und in eine feuerfeste Auflaufform geben. Eier aufschlagen und verquirlen; mit saurer Sahne, Tomatenmark und Paprikapulver gut verrühren und über das Gemüse gießen. Im vorgeheizten Backofen bei 180° C etwa 50 Min. backen. Beim Servieren mit der gehackten Petersilie bestreuen.

kcal	EW/g	Fett/g	KH/g	Blst/g	Ca/mg
326	13	19	24	7	192

BEILAGEN

RATATOUILLE D

Zutaten für 2 Portionen:

- 1 kl. Zwiebel
- 1 Knoblauchzehe
- 1 kl. Melanzani/Aubergine
- 1 gelbe Paprikaschote
- 1 kl. Zucchino
- 2 EL Olivenöl
- 1 kl. Dose (400 g) Tomatenstücke
- ½ TL Kräuter der Provence (getrocknet)
- ½ TL Rosmarin (getrocknet)
- 1 TL Zitronensaft
- Salz, Pfeffer (frisch gemahlen)

Zubereitung:

Zwiebel und Knoblauchzehe schälen. Zwiebel fein würfeln, Knoblauch hacken. Paprika, Zucchino und Melanzani putzen und abspülen. Paprika in mundgerechte Würfel, Zucchino in mitteldicke Scheiben, Aubergine in Würfel schneiden. Aubergine mit Zitronensaft und wenig Salz mischen und ziehen lassen. Zwiebel und Knoblauch im Öl anbraten, dann das restliche Gemüse zugeben, mit Tomaten und etwas Wasser (das Gemüse sollte damit knapp bedeckt sein) füllen. Kräuter hinzufügen und alles etwa 10 Min. bei mittlerer Hitze und geschlossenem Deckel garen. Mit Salz und Pfeffer würzen und weitere 10–15 Min. garen, bis die Masse sämig, aber nicht matschig ist.

kcal	EW/g	Fett/g	KH/g	Blst/g	Ca/mg
169	5	11	11	8	81

ZUCCHINISALAT MIT JOGHURTDRESSING O D

Zutaten für 2 Portionen:

- 300 g Zucchini
- 1 Schalotte
- 1 Knoblauchzehe
- 100 g Joghurt (1 %)
- 1 EL Olivenöl
- 1 EL Zitronensaft
- 1 EL Dill (frisch oder tiefgekühlt, gehackt)
- Salz, Pfeffer

Zubereitung:

Zucchini waschen, putzen und in feine Streifen schneiden. Schalotte und Knoblauchzehe schälen und fein hacken. Für die Salatsauce Joghurt, Öl und Zitronensaft glatt verrühren und mit Salz, Pfeffer sowie gehacktem Dill abschmecken. Salatsauce mit Schalotte, Knoblauch und Zucchinistreifen gut vermischen.

kcal	EW/g	Fett/g	KH/g	Blst/g	Ca/mg
109	5	6	8	2	122

FENCHELGEMÜSE LV O D

Zutaten für 2 Portionen:

- 300 g Fenchelknollen
- 50 ml Milch (1,5 %)
- 1 TL Butter
- 1 TL Weizenvollkornmehl
- 120 ml Gemüsebrühe
- 1 EL grüne Petersilie
- 1 Msp. Muskatnuss (frisch gerieben)
- Salz

Zubereitung:

Fenchel putzen, halbieren, feinblättrig schneiden und in heißer Butter kurz andünsten. Mit Mehl bestauben, kurz umrühren und mit Gemüsebrühe auffüllen. Milch zugeben und Fenchel weich kochen. Mit Salz und Muskat abschmecken und vor dem Servieren mit der gehackten Petersilie bestreuen.

kcal	EW/g	Fett/g	KH/g	Blst/g	Ca/mg
112	5	6	9	7	208

BUNTER GEMÜSESALAT D

Zutaten für 4 Portionen:

- 300 g Rote-Rüben-Würfel (aus dem Glas)
- 200 g Zucchini
- 200 g Sellerie
- 2 Frühlingszwiebeln
- 3 EL Zitronensaft
- 2 TL Honig oder wenig flüssiger Süßstoff
- 2 TL Kren/Meerrettich (frisch gerieben)
- 2 EL Walnuss- oder Kürbiskernöl
- Salz, Pfeffer

Zubereitung:

Sellerie schälen, waschen und in kleine Würfel schneiden. Rote Rüben im Sieb abtropfen lassen, Zucchini waschen und ungeschält würfeln. Aus Zitronensaft, Honig und Kren eine Salatsauce zubereiten, zuletzt das Öl unterschlagen. Das Gemüse mit dem Dressing vermengen und durchziehen lassen. Frühlingszwiebel waschen, putzen, in feine Ringe schneiden und über den Salat streuen, mit Salz und Pfeffer abschmecken.

kcal	EW/g	Fett/g	KH/g	Blst/g	Ca/mg
109	3	6	12	5	78

KÜRBISGEMÜSE D

Zutaten für 4 Portionen:

- 800 g Kürbis
- 1 Apfel (säuerlich)
- 2 Schalottenzwiebeln
- 1 Knoblauchzehe
- 5 g Ingwerknolle
- 2 EL Butter
- 1 Zitrone
- ½ Bund Petersilie
- Salz, Cayennepfeffer

Zubereitung:

Kürbis und Apfel schälen und in 1 cm große Würfel schneiden. Schalotten, Knoblauch und Ingwer schälen und kleinwürfelig schneiden. Petersilie sehr fein hacken. Butter in einer tiefen Pfanne erhitzen und darin Zwiebel, Knoblauch und Ingwer kurz anschwitzen. Kürbis- und Apfelstücke untermengen und ebenfalls anschwitzen. Zitrone auspressen, Saft unter das Gemüse geben und bei geschlossenem Deckel 10–15 Min. weiter dünsten. Anschließend mit Salz und Cayennepfeffer abschmecken und mit gehackter Petersilie bestreuen.

kcal	EW/g	Fett/g	KH/g	Blst/g	Ca/mg
155	3	9	16	5	59

RADIESCHENSALAT O

Zutaten für 2 Portionen:

- 100 g Joghurt (1 %)
- 1 EL Zitronensaft
- 1 TL Honig (flüssig)
- 1 Bund Radieschen
- 1 kl. Apfel
- 1 kl. Birne
- 1 EL Kresse
- Salz, Pfeffer

Zubereitung:

Joghurt mit Zitronensaft, Honig und Gewürzen mit einem Schneebesen leicht verschlagen. Radieschen waschen, putzen und in Scheiben schneiden. Apfel und Birne waschen, das Kerngehäuse entfernen und Obst in Spalten schneiden. Diese Spalten und die Radieschenscheiben mit dem Dressing vermengen und vor dem Servieren mit der Kresse bestreuen.

kcal	EW/g	Fett/g	KH/g	Blst/g	Ca/mg
122	3	1	23	5	115

FRÜHLINGSSALAT D

Zutaten für 2 Portionen:

- 60 g Eisbergsalat
- 100 g Tomaten
- 100 g Gurke
- 50 g Radieschen
- 1 EL Schnittlauchröllchen
- 1 EL Dill (gehackt)
- 80 g Joghurt (1 %)
- 1 TL Zitronensaft
- 1 TL Olivenöl
- Salz, Pfeffer

Zubereitung:
Salat waschen und trockenschleudern. Tomaten und Gurken in mundgerechte Stücke schneiden. Radieschen in feine Scheiben schneiden. Aus Joghurt, Zitronensaft, Öl, Kräutern und Gewürzen ein Dressing zubereiten. Alle Zutaten miteinander vermischen.

kcal	EW/g	Fett/g	KH/g	Blst/g	Ca/mg
64	3	3	5	2	84

BACKOFENKARTOFFELN D

Zutaten für 2 Portionen:

- 6 mittelgroße Kartoffeln (250 g)
- 1 EL Olivenöl
- 2 EL Kräuter (frisch; z. B. Basilikum, Thymian, Oregano, Rosmarin)
- je ¼ TL Paprikapulver, Curry
- Salz, Pfeffer

Zubereitung:
Den Backofen auf 200° C (Umluft 180° C) vorheizen. Die Kartoffeln sauber bürsten und der Länge nach halbieren. Die Kartoffelschnittfläche mit etwas Öl bepinseln. Kräuter fein hacken und mit den Gewürzen gut vermischen. Die Kartoffeln auf das mit Backpapier ausgelegte Blech setzen und die Kräuter darüberstreuen. Die Kartoffeln etwa 60–90 Min. garen. Nach der Hälfte der Garzeit wenden.

kcal	EW/g	Fett/g	KH/g	Blst/g	Ca/mg
134	3	5	18	3	22

ROTE-RÜBEN-SALAT LV D

Zutaten für 2 Portionen:

- 300 g Rote Rüben
- etwas Essig
- 1 TL Maiskeimöl
- 1 Msp. Kümmel (gemahlen)
- Salz

Zubereitung:
Rote Rüben waschen und in leicht gesalzenem Wasser weich kochen. Abseihen, überkühlen lassen, schälen und feinblättrig schneiden. Eine Marinade aus Salz, Essig, Kümmel, Öl und Wasser herstellen, kurz aufkochen und die heiße Marinade zu den Roten Rüben geben. Zugedeckt ziehen lassen.

Tipp: Statt frischer Roter Rüben kann man auch schon fertig gekochte Rote Rüben kaufen.

kcal	EW/g	Fett/g	KH/g	Blst/g	Ca/mg
74	2	3	10	4	44

SPARGEL-TOMATEN-SALAT D

Zutaten für 4 Portionen:

- 500 g Spargel
- 2 gr. Tomaten
- ½ Bund grüne Petersilie
- 1 TL Butter
- 1 Prise Zucker
- 2 EL Olivenöl
- 2 EL Basilikumpesto
- 3 EL Zitronensaft
- Salz, Pfeffer

Zubereitung:
Die Spargel schälen und holzige Enden abschneiden. Wasser in einem Topf leicht salzen, eine Prise Zucker und Butter dazugeben. Spargel darin 10–12 Min. bissfest kochen. Tomaten vierteln, entkernen und in Würfel schneiden. Spargel in mundgerechte Stücke schneiden. Petersilienblätter in Streifen schneiden. Aus Olivenöl, Pesto und Zitronensaft eine Marinade zubereiten, mit Salz und Pfeffer abschmecken. Spargel mit Tomaten und Petersilie vermischen, die Marinade unterheben.

kcal	EW/g	Fett/g	KH/g	Blst/g	Ca/mg
136	3	12	5	2	49

SEMMELKNÖDEL LV D

Zutaten für 4 Portionen:

- 120 g Semmelwürfel
- 60 ml Milch (1,5 %)
- 1 EL Mehl
- 10 g Semmelbrösel/Paniermehl
- 1 Ei
- 1 Msp. Muskatnuss (frisch gerieben)
- 1 EL Petersilie (gehackt)
- Salz

Zubereitung:

Milch mit Ei versprudeln; Muskat und Salz beifügen. Diese Masse über die Semmelwürfel gießen, gut vermischen und zugedeckt ziehen lassen. Sobald die Würfel gleichmäßig angezogen haben, das Mehl, Petersilie und die Brösel beifügen. Mit nassen Händen gleichmäßig große Knödel formen und in siedendem Salzwasser 15–20 Min. ziehen lassen.

kcal	EW/g	Fett/g	KH/g	Blst/g	Ca/mg
130	5	2	21	1	33

KAROTTEN-ERBSEN-GEMÜSE D

Zutaten für 2 Portionen:

- 300 g Karotten
- 100 g Erbsen (tiefgekühlt)
- 1 TL Butter
- 1 TL Weizenvollkornmehl
- 1 TL Petersilie (frisch oder tiefgekühlt, gehackt)
- Salz

Zubereitung:

Die Karotten waschen, schälen, in Scheiben schneiden und in wenig Salzwasser nicht zu weich dünsten. Butter hineingeben und mit Mehl bestauben. Gut umrühren, Erbsen hinzufügen, nochmals kurz köcheln lassen, und gehackte Petersilie einrühren.

kcal	EW/g	Fett/g	KH/g	Blst/g	Ca/mg
125	5	5	15	7	68

DESSERTS

JOGHURTSCHNITTEN LV

Zutaten für 12 Portionen:

- 4 Eigelb
- 4 Eiweiß
- 120 g Zucker
- 120 g Mehl
- 4 EL Wasser (heiß)

Fülle:

- 600 g Joghurt (1 %)
- 100 g Staub-/Puderzucker
- 60 ml Zitronen-/Orangensaft
- 6 Blatt Gelatine
- 20 g Marillenmarmelade/Aprikosenkonfitüre

Zubereitung:

Eigelb, Zucker und Wasser schaumig schlagen. Mehl und steif geschlagenen Schnee unterheben, in eine höhere Tortenform füllen. Biskuit bei 200° C etwa 10 Min. backen und auskühlen lassen.
Gelatine im kalten Wasser einweichen, danach gut ausdrücken und im warmen Zitronen- bzw. Orangensaft auflösen. Für die Fülle Joghurt, Zucker und aufgelöste Gelatine vermengen.
Biskuit mit etwas Marmelade bestreichen. Fülle daraufstreichen. Vor dem Portionieren und Servieren einige Std. kühlen.

kcal	EW/g	Fett/g	KH/g	Blst/g	Ca/mg
175	6	3	30	0	78

APFELBISKUIT LV

Zutaten für 8 Portionen:

- 3 Eier
- 100 g Zucker
- 100 g Mehl
- Schale von ½ Biozitrone (abgerieben)
- ½ TL Zimtpulver
- 1 TL Butter
- 1 TL Zitronensaft
- 500 g Äpfel

Zubereitung:

Backofen auf 150° C (Umluft 135° C) vorheizen. Alle Eier zusammen mit dem Zucker schaumig aufschlagen. Nach und nach das Mehl, die Zitronenschale und den Zimt untermengen. Äpfel waschen, Kerngehäuse herausschneiden und Äpfel in kleine Würfel schneiden. Diese in die mit Butter ausgefettete Kasserolle geben, mit dem Zitronensaft beträufeln und mit etwas Zimt und Zucker bestreuen. Die Biskuitmasse darübergießen und im Backofen bei mittlerer Hitze etwa 60 Min. langsam backen. Apfelbiskuit überkühlen lassen, in gewünschte Stücke schneiden und auf kleinen Tellern servieren.

kcal	EW/g	Fett/g	KH/g	Blst/g	Ca/mg
167	4	4	28	2	18

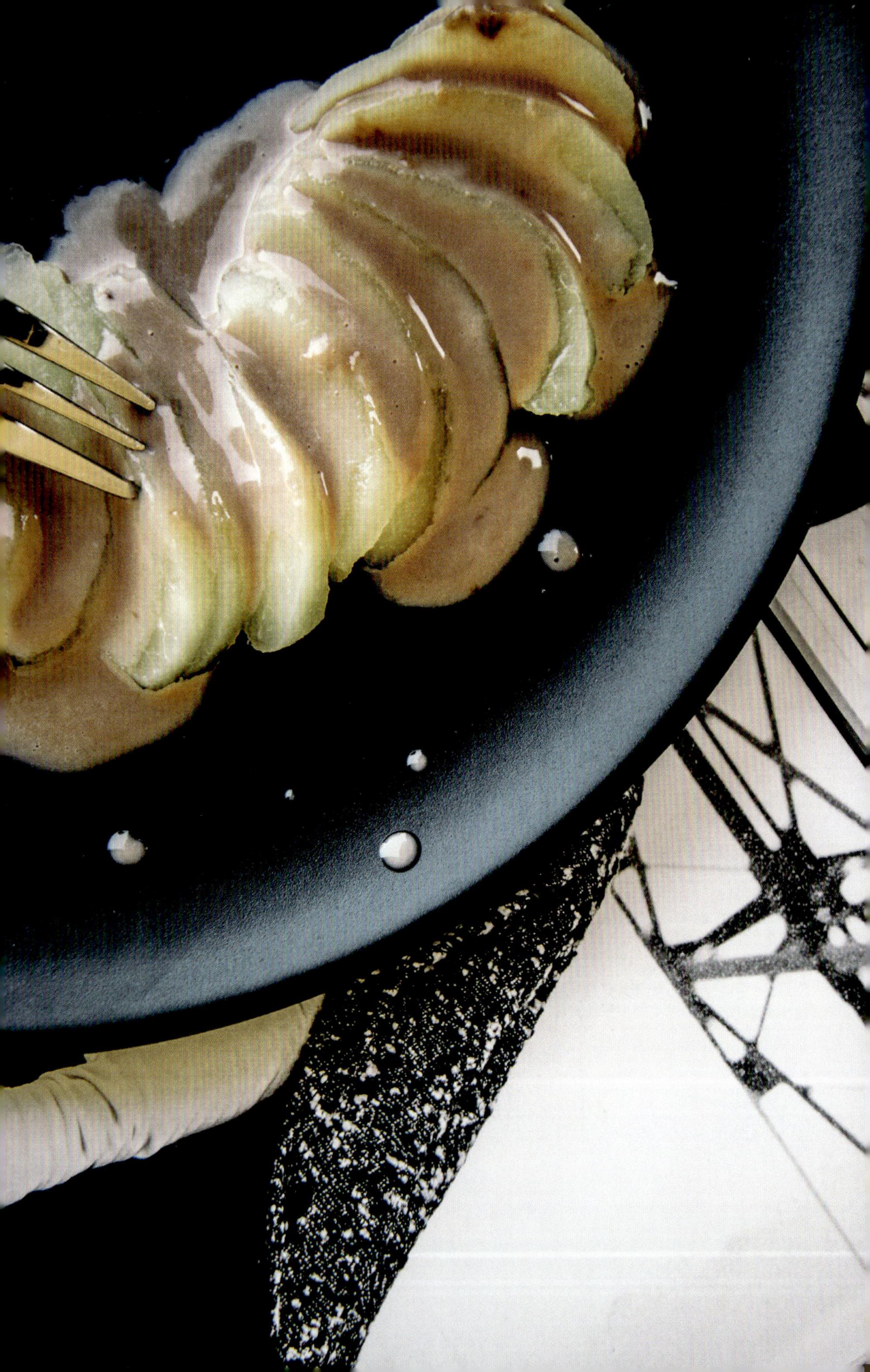

BIRNE HELENE LV O

Zutaten für 4 Portionen:

- 4 Birnenhälften (320 g, aus der Dose)
- 400 ml Milch (1,5 %)
- 4 TL Schokoladenpuddingpulver
- 4 TL Zucker
- 4 TL Mandelblättchen

Zubereitung:

Die Birnenhälften abtropfen lassen, auf einen Teller legen und fächerförmig schneiden. Schokoladenpuddingpulver mit etwas kalter Milch glatt rühren. Die restliche Milch mit Zucker aufkochen und Puddingpulver hineingeben. Unter ständigem Rühren aufkochen lassen und die heiße Schokoladensauce über die Birnenhälften geben. Das Dessert zum Schluss mit den Mandelblättchen garnieren und servieren.

kcal	EW/g	Fett/g	KH/g	Blst/g	Ca/mg
179	5	5	30	3	142

KAROTTEN-SAUERKIRSCHEN-TORTE D

Zutaten für 12 Portionen:

- 150 g Karotten
- 2 Eier
- 100 g Butter
- 60 g Zucker
- 140 g Weizenvollkornmehl
- 1 TL Kakao
- 1 TL Backpulver
- 3 EL Wasser
- 150 g Weichselkirschen (entsteint)

Zubereitung:

Den Backofen auf ca. 180° C vorheizen. Karotten waschen, schälen und fein raspeln. Eier trennen. Eiweiß steif schlagen. Butter schaumig schlagen; zuerst Zucker, dann Eigelb unterrühren. Mehl mit Kakao und Backpulver vermischen, löffelweise unterrühren. Geraspelte Karotten und Wasser dazugeben und zum Schluss den Eischnee unterheben. Den Teig in eine gefettete Kuchenform geben, die Weichselkirschen darauf verteilen. Im Backofen bei mittlerer Hitze ca. 30 Min. backen. Anschließend die Torte aus dem Backofen nehmen, auskühlen lassen, nach Bedarf portionieren und servieren.

kcal	EW/g	Fett/g	KH/g	Blst/g	Ca/mg
146	3	9	14	2	18

PFIRSICHCREME LV P O D

Zutaten für 2 Portionen:

- 100 g Pfirsiche (aus der Dose)
- 200 g Topfen/Quark (10 % F. i. T.)
- 100 g Joghurt (1 %)
- 1 EL Honig (flüssig) oder etwas flüssiger Süßstoff
- Zitronensaft

Zubereitung:

Topfen mit Joghurt und Honig oder Süßstoff glatt rühren. Pfirsiche kleinwürfelig schneiden und unter die Topfenmasse rühren. Die Creme mit etwas Zitronensaft abschmecken, nochmals im Kühlschrank kühl werden lassen und danach servieren.

kcal	EW/g	Fett/g	KH/g	Blst/g	Ca/mg
184	13	5	20	1	190

APFEL-TOPFEN-CREME LV P O D

Zutaten für 4 Portionen:

- 3 Äpfel
- 300 g Topfen/Quark (10 % F. i. T.)
- 200 g Buttermilch
- 1 TL Zitronensaft
- 1 Msp. Zimtpulver
- 3 EL Staub-/Puderzucker oder etwas flüssiger Süßstoff

Zubereitung:

Topfen mit Buttermilch und Zucker oder Süßstoff glatt rühren. Äpfel schälen, fein reiben und unter die Topfenmasse rühren. Die Creme mit etwas Zitronensaft und Zimt abschmecken, kalt stellen und gekühlt servieren.

kcal	EW/g	Fett/g	KH/g	Blst/g	Ca/mg
158	10	4	20	1	147

ERDBEER-RHABARBER-CREME LV O D

Zutaten für 4 Portionen:

- 100 g Rhabarber
- 200 g Erdbeeren
- 1 Banane
- 300 g Joghurt (1 %)
- 4 Blatt Gelatine
- 2 EL Zitronensaft
- 3 TL Zucker oder etwas flüssiger Süßstoff

Zubereitung:

Gelatine in kaltem Wasser einweichen. Rhabarber waschen und Haut abziehen. Rhabarber würfelig schneiden, kurz im Wasser weich dünsten, dann abseihen. Erdbeeren, Banane, Rhabarber und Joghurt mit einem Stabmixer pürieren und mit Zucker oder Süßstoff abschmecken. In einem Topf Zitronensaft erwärmen und die ausgedrückte Gelatine unter ständigem Rühren auflösen. Gelatine unter die Creme rühren und gleichmäßig in vier Dessertschüsseln aufteilen. Die Creme für mind. 1 Std. in den Kühlschrank stellen und nach Erreichen der gewünschten Konsistenz servieren.

kcal	EW/g	Fett/g	KH/g	Blst/g	Ca/mg
108	5	1	17	2	124

Energiereiche Ernährung (bei Untergewicht)

In diesem Kapitel finden Sie neben köstlichen Rezepten eine kurze Zusammenfassung, wie Sie sich energie- und eiweißreich ernähren können.

Tipps für energie- und eiweißreiche Ernährung:

- Essen Sie mehrere kleine Mahlzeiten (6–8) über den Tag verteilt.
- Frühstücken Sie ausgiebig – erfahrungsgemäß toleriert der Körper in der Früh die größte Nahrungsmenge.
- Häufige Zwischenmahlzeiten erhöhten die Gesamtenergie- und Nährstoffmenge über den Tag und sollten täglich eingeplant werden, z. B. kleine süße und pikante Speisen, Shakes, Dessertjoghurts, Sauermilchgetränke, kleine Mehlspeisen, Müsli, Schokoriegel und Fruchtmüsliriegel mit Oblaten, Obst, frisches Kompott oder kleine belegte Brötchen, Trinknahrungen etc.
- Ein kleines Gefäß mit Trockenobst, Nüssen oder Knabbereien sollte immer für Sie greifbar sein.
- Pro Tag sollten mindestens 2–3 EL hochwertiges Pflanzenöl (Raps-, Soja-, Walnuss- oder Leinsamenöl) eingesetzt werden. Beilagen und Gerichte können zusätzlich mit Butter oder Margarine verfeinert werden. Cremesuppen, Saucen oder auch Desserts können mit Schlagobers/Sahne, Crème fraîche oder Rahm abgeschmeckt werden.
- Obst- und Gemüsesäfte bringen zusätzlich Energie.

Tipp

Auch fruchtige Trinknahrungen können mit Wasser verdünnt und über den Tag verteilt getrunken werden.

- Maltodextrin (aus der Apotheke) ist ein nicht süß schmeckendes Kohlenhydratpulver und kann in alle Getränke (auch klare) und Speisen eingerührt werden (nicht für Diabetikerinnen und Diabetiker geeignet). Des Weiteren können Proteinpulver oder ein geschmacksneutrales Pulver zur Herstellung von Trinknahrungen zum Aufwerten von Cremesuppen, Saucen, Desserts, Milchprodukten und -speisen verwendet werden. Im

Durchschnitt können pro Tag – je nach Ernährungszustand – 4–6 EL eines Moduls empfohlen werden.

- Außerdem helfen Trinknahrungen (Astronautenkost), den Ernährungszustand auf einfache Weise zu verbessern. Diese können entweder in der Apotheke, in Super- und Drogeriemärkten im Diätregal oder bei den Herstellern direkt bezogen werden.

Tipp

Gekühlt und eventuell mit Wasser, Vollmilch, Obers/Sahne verdünnt schmecken die Trinknahrungen am besten. Die Geschmacksrichtungen Kaffee und Schokolade können auch erwärmt getrunken werden. Die neutralen Geschmacksvarianten können als Obers-/Sahneersatz zum Anreichern von süßen und pikanten Speisen verwendet werden und liefern Ihnen somit zusätzliche Kalorien, Eiweiß, Vitamine und Mineralstoffe.

Im Durchschnitt können pro Tag – je nach Ernährungszustand – 1–3 Trink- oder neutrale Zusatznahrungen empfohlen werden.

Welche Rezepte besonders für Sie geeignet sind, sehen Sie auf einen Blick anhand folgender Symbole bzw. Abkürzungen:

LV	leicht verdaulich
P	proteinreich
O	Osteoporose (= kalziumreich)
D	für Diabetikerinnen und Diabetiker geeignet

FRÜHSTÜCK

ARME RITTER LV P O

Zutaten für 2 Portionen:

- 4 Scheiben Toastbrot
- 200 ml Milch (3,5 %)
- 1 gr. Ei
- 2 EL Butter
- 1 TL Zimtpulver
- 1 EL Zucker

Zubereitung:
Zucker mit Zimt vermischen. Butter in einer Pfanne zerlassen. Das Ei aufschlagen und mit der Milch verquirlen. Die Toastbrotscheiben gut darin einweichen lassen, danach in der heißen Butter von beiden Seiten goldbraun braten. Noch heiß mit dem Zimtzucker bestreuen und gleich servieren.

kcal	EW/g	Fett/g	KH/g	Blst/g	Ca/mg
414	11	26	36	2	186

BANANEN-HAFER-SHAKE LV O

Zutaten für 2 Portionen:

- 1 Banane
- 10 g Haferflocken (schmelzend)
- 150 ml Milch (3,5 %)
- 2 EL Schlagobers/Sahne
- 1 TL Leinöl
- 1 TL Honig

Zubereitung:
Die Banane mit der Hälfte der Milch pürieren, die Haferflocken unterrühren. Mit Honig süßen; mit restlicher Milch, Schlagobers und Leinöl aufgießen und nochmals kräftig durchmixen.

kcal	EW/g	Fett/g	KH/g	Blst/g	Ca/mg
456	9	28	42	3	232

BIRCHER MÜSLI (P) (O)

Zutaten für 2 Portionen:

- 200 ml Milch (3,5 %)
- 2 EL Rosinen (ungeschwefelt)
- 2 EL Rohrzucker
- 150 g Joghurt (3,5 %)
- 4 EL Haferflocken
- 100 g rote Trauben
- 1 Banane
- Saft von ½ Zitrone

Zubereitung:

Milch, Rosinen, Rohrzucker, Joghurt und Haferflocken in einem Topf vermengen und zugedeckt über Nacht stehen lassen. Am nächsten Tag Trauben, die in Scheiben geschnittene Banane sowie den Zitronensaft hinzufügen, gut umrühren und auf Tellern anrichten.

kcal	EW/g	Fett/g	KH/g	Blst/g	Ca/mg
420	11	9	72	4	252

BUTTERMILCH-VOLLKORN-PANCAKES (P) (O)

Zutaten für 3 Portionen (6 Pancakes):

- 1 TL Butter
- 70 g Mehl (glatt)
- 65 g Weizenvollkornmehl
- 1 TL Backpulver
- 250 ml Buttermilch
- 1 Ei
- Schale und Saft von ½ Biozitrone
- 250 g Topfen/Quark (40 % F. i. T.)
- 2 EL Honig (bzw. Ahornsirup)
- 250 g gemischte Beeren (frisch oder tiefgekühlt)
- 2 EL Rapsöl zum Backen
- 1 Prise Salz

Zubereitung:

Frische Beeren verlesen, waschen, putzen und gut abtropfen lassen bzw. tiefgekühlte Beeren auftauen lassen. Butter auf kleiner Flamme schmelzen und etwas abkühlen lassen. Beide Mehlsorten mit Backpulver vermischen. Flüssige Butter, Buttermilch, eine Prise Salz und Ei mit dem Handmixer in einer Rührschüssel gut verrühren. Mehlmischung nach und nach dazugeben und mit einem Schneebesen oder einem Handrührgerät glatt verquirlen. Etwa 10 Min. quellen lassen. Topfen, ca. 2 EL Zitronensaft und Honig verrühren, anschließend abschmecken. Etwas Öl in einer großen beschichteten Pfanne erhitzen. Pro Pancake jeweils 1 kleinen Schöpfer Teig ins heiße Fett geben. Bei mittlerer Hitze ca. 2–3 Min. backen. Danach vorsichtig wenden und weitere 1–2 Min. backen. Pancakes aus der Pfanne nehmen, kurz abgedeckt beiseitestellen. Fertig gebackene Pancakes mit Beeren und Topfen servieren.

kcal	EW/g	Fett/g	KH/g	Blst/g	Ca/mg
563	18	29	57	4	216

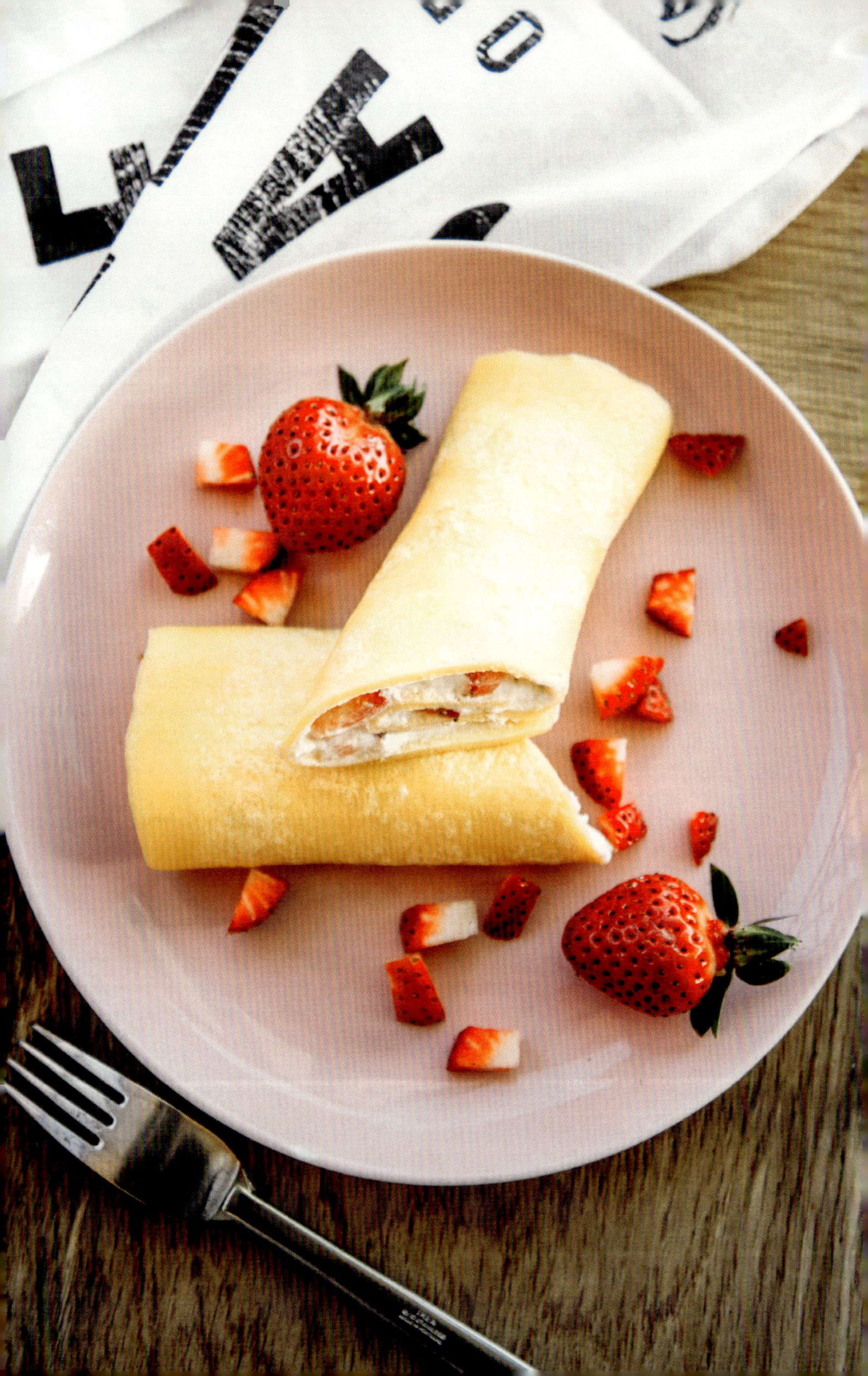

CRÊPES MIT ERDBEERTOPFEN LV P O

Zutaten für 2 Portionen:

Teig:

- 100 g Mehl (glatt)
- 125 ml Milch (3,5 %)
- 2 Eier
- 1 TL Sonnenblumenöl
- 1 Prise Salz
- 1 EL Sonnenblumenöl zum Ausbacken

Füllung:

- 125 g Topfen/Quark (40 % F. i. T.)
- 100 g Erdbeeren
- 2 EL Haferflocken
- 1 EL Honig
- evtl. etwas kohlensäurehaltiges Mineralwasser

Zubereitung:

Für den Teig Eier mit Milch, einer Prise Salz, Mehl sowie Öl zu einem glatten Teig verrühren. Zugedeckt mind. 30 Min. stehen lassen. In der Zwischenzeit Erdbeeren verlesen, kurz abbrausen, grüne Stiele entfernen und das Obst in kleine Stücke schneiden. Für die Füllung Topfen mit Honig und Haferflocken glatt rühren, evtl. mit etwas Mineralwasser verdünnen und die geschnittenen Erdbeeren unterheben.

Eine beschichtete Pfanne erhitzen und mit etwas Öl ausstreichen. Aus dem Teig dünne Crêpes ausbacken. Immer wieder Pfanne mit Öl bestreichen. Crêpes etwas auskühlen lassen und mit der Topfenmasse füllen. Sofort servieren.

kcal	EW/g	Fett/g	KH/g	Blst/g	Ca/mg
532	22	24	56	4	204

EI IM GLAS MIT FRÜHLINGSGEMÜSE P O D

Zutaten für 2 Portionen:

- 4 Scheiben Vollkornbrot
- 1 EL Butter
- 2 gr. Eier
- 2 TL Butter
- 1 gr. Tomate
- ½ Salatgurke
- 30 g Radieschen
- 1 EL Kresse
- 1 EL Schnittlauchröllchen
- 100 g Joghurt (3,5 %)
- Salz, Pfeffer

Zubereitung:

Die Eier im kochenden Wasser ca. 5 Min. kochen. In der Zwischenzeit Gurke, Tomate, Radieschen und Schnittlauch waschen. Gurke und Tomate in kleine Würfel, Radieschen in feine Streifen, Schnittlauch in kleine Röllchen schneiden. Gemüse mit Joghurt, Schnittlauchröllchen und Kresse verrühren, dann mit Salz und Pfeffer abschmecken. Die Eier aus dem Wasser nehmen, gleich aufschlagen, abschälen und in vorgewärmte Gläser fallen lassen. Jeweils 1 TL Butter in das Glas geben und die Eier vorsichtig durchrühren. Mit Salz und Pfeffer würzen. Dazu Brot (mit Butter bestrichen) und Frühlingsgemüsemischung servieren.

kcal	EW/g	Fett/g	KH/g	Blst/g	Ca/mg
450	17	27	34	8	145

FRUCHTIGER JOGHURTREIS P O

Zutaten für 2 Portionen:

- 100 g Rundkornreis
- 2 Orangen
- 200 g Joghurt (3,5 %) bzw. Kokosmilch
- 1 EL Leinöl
- 1 EL Honig
- 1 kl. Apfel
- 1 Banane
- 1 Kiwi
- 1 EL Sonnenblumenkerne

Zubereitung:

Reis nach Anleitung in leicht gesalzenem Wasser weich garen, abseihen und abkühlen lassen. Eine Orange halbieren und den Saft auspressen. Joghurt mit Honig und Orangensaft verrühren. Die zweite Orange filetieren, dabei den Saft auffangen und zum Joghurt geben. Apfel und Kiwi schälen und in gefällige Stücke schneiden. Banane in Scheiben schneiden, Sonnenblumenkerne in einer beschichteten Pfanne (ohne Fett) anrösten. Reis mit Obst und Joghurt vermengen, Leinöl einrühren, danach in zwei Schälchen füllen und mit Sonnenblumenkernen bestreut servieren.

kcal	EW/g	Fett/g	KH/g	Blst/g	Ca/mg
502	11	14	80	7	210

HIRSEFRÜHSTÜCK MIT PFIRSICH P O D

Zutaten für 2 Portionen:

- 150 g Hirse
- 1 TL Butter
- 2 EL Walnüsse (gehackt)
- 2 Pfirsiche
- 150 ml Wasser
- 150 ml Milch (3,5 %)
- 1 Msp. Kakao
- 2 Msp. Muskatnuss (frisch gerieben)
- 2 Msp. Zimt
- 100 g Joghurt (3,5 %)

Zubereitung:

Hirse mit heißem Wasser gut durchspülen. Butter in einem Topf erhitzen, Hirse beigeben und ca. 3 Min. rösten, dann gehackte Walnüsse zugeben. Zimt und Muskatnuss unterrühren und mit Wasser und Milch aufgießen. Kurz aufkochen und unter gelegentlichem Rühren bei geringer Hitze ca. 20 Min. köcheln lassen. Evtl. überschüssiges Wasser vom Hirsebrei abseihen, Joghurt einrühren, dann Kakao beigeben und alles durchrühren. Pfirsiche waschen, die Steine entfernen. Früchte in kleine Stücke schneiden und zur Hirse geben. Die Herdplatte ausschalten, den Topf darauf ca. 5 Min. stehen lassen und durchziehen lassen.

kcal	EW/g	Fett/g	KH/g	Blst/g	Ca/mg
538	15	20	73	7	194

ZWISCHENMAHLZEITEN

AVOCADO-ORANGEN-DRINK O

Zutaten für 2 Portionen:

- ½ Avocado
- Saft von ½ Limette
- 200 ml Orangensaft
- 250 ml Molke
- 1 EL Honig

Zubereitung:
Avocado halbieren und aus einer Hälfte das Fruchtfleisch aus der Schale heben. Mit Limettensaft, Orangensaft und Honig mit einem Mixstab glatt pürieren. Molke untermengen und alles nochmals kräftig mixen. Avocado-Orangen-Drink in schlanken, hohen Gläsern servieren.

kcal	EW/g	Fett/g	KH/g	Blst/g	Ca/mg
193	3	10	22	2	124

AVOCADO-HÜTTENKÄSE P D

Zutaten für 2 Portionen:

- 1 Becher (200 g) Hüttenkäse
- 1 kl. Avocado (reif)
- Saft von ½ Zitrone
- Salz

Zubereitung:
Avocado halbieren, Kern entfernen und das Fruchtfleisch aus der Schale herauslöffeln. Mit einer Gabel zerdrücken, unter den Hüttenkäse geben und mit Zitronensaft und Salz abschmecken. Zu Brot, Gebäck oder Gemüsesticks servieren.

kcal	EW/g	Fett/g	KH/g	Blst/g	Ca/mg
219	15	16	5	2	76

ERDBEER-SCHOKO-TRAUM LV O

Zutaten für 2 Portionen:

- 100 g Erdbeeren
- 100 ml Milch (3,5 %)
- 2 EL Schlagobers/Sahne
- 1 EL Zartbitterschokolade (fein gerieben)
- 1 TL Honig (flüssig)

Zubereitung:
Erdbeeren waschen, putzen und vierteln. Anschließend Erdbeeren mit Milch, Schlagobers, Schokolade und Honig mit einem Stabmixer pürieren und in einem breiten Glas servieren.

kcal	EW/g	Fett/g	KH/g	Blst/g	Ca/mg
331	6	24	22	4	188

ERDBEER-VANILLE-MILCH LV O

Zutaten für 1 Portion:

- 150 ml Milch (3,5 %)
- 2 Kugeln (60 g) Vanilleeis
- 100 g Erdbeeren (frisch)

Zubereitung:
Erdbeeren waschen, putzen und vierteln. Zusammen mit Milch und Vanilleeis in einen hohen Becher geben und mit dem Pürierstab durchmixen. Kalt in Gläsern servieren.

kcal	EW/g	Fett/g	KH/g	Blst/g	Ca/mg
235	8	11	25	2	258

HÜTTENKÄSE MIT ANANAS UND SESAM

Zutaten für 2 Portionen:

- 50 g Ananas (Dose)
- 1 TL Zucker
- 2 EL Schlagobers/Sahne
- 100 g Hüttenkäse
- 1 TL Sesam
- 1 TL Sonnenblumenöl

Zubereitung:
Die Ananasstücke abtropfen lassen und mit einem Mixstab pürieren. Hüttenkäse, Zucker und Sahne dazugeben und verrühren. Sesam in einer Pfanne mit 1 TL Öl leicht anrösten, die Ananascreme damit bestreuen.

Tipp: Hüttenkäse-Variation zu Brot, Gebäck oder Gemüsesticks servieren.

kcal	EW/g	Fett/g	KH/g	Blst/g	Ca/mg
186	8	11	14	1	96

KLEINER KÄSETELLER P O D

Zutaten für 2 Portionen:

- 2 Scheiben (60 g) Bergkäse
- 3 Walnüsse
- 1 Kiwi

Zubereitung:
Kiwi schälen und in Scheiben schneiden. Käse in breite Streifen schneiden, zusammen mit den Kiwi-Scheiben und Walnüssen auf dem Teller anrichten. Dazu Brot, Gebäck oder Grissini servieren.

kcal	EW/g	Fett/g	KH/g	Blst/g	Ca/mg
370	20	28	9	4	699

MANGO-LASSI LV O

Zutaten für 2 Portionen:

- 1 Limette
- 1 Mango (reif)
- 150 g Joghurt (3,5%)
- 100 ml Milch (3,5%) bzw. Kokosmilch
- 2 EL Rohrzucker
- 1 Msp. Ingwerpulver
- je 1 Msp. Zimtpulver, Kardamom (gemahlen)

Zubereitung:
Mango schälen, in kleine Würfel schneiden. Limette auspressen. In einem Mixbecher Mangowürfel, Limettensaft, Joghurt, Milch, Zucker und Ingwerpulver schaumig mixen. Mit Zimt und Kardamom nach Geschmack würzen. Kalt in Gläsern servieren.

kcal	EW/g	Fett/g	KH/g	Blst/g	Ca/mg
209	5	5	34	2	170

PFIRSICH-SHAKE LV O D

Zutaten für 2 Portionen:

- 150 g Joghurt (3,5 %)
- 1 Pfirsich (reif)
- 1 EL Limettensaft
- 1 EL Mandeln (gerieben)
- 50 ml Mineralwasser
- 1 TL Honig oder etwas flüssiger Süßstoff

Zubereitung:
Pfirsich waschen, halbieren, entkernen, bei Bedarf schälen und in grobe Würfel schneiden. Fruchtfleisch mit allen anderen Zutaten mit dem Mixstab zu einem cremigen Shake pürieren. Kalt in Gläsern servieren.

kcal	EW/g	Fett/g	KH/g	Blst/g	Ca/mg
270	9	14	25	6	244

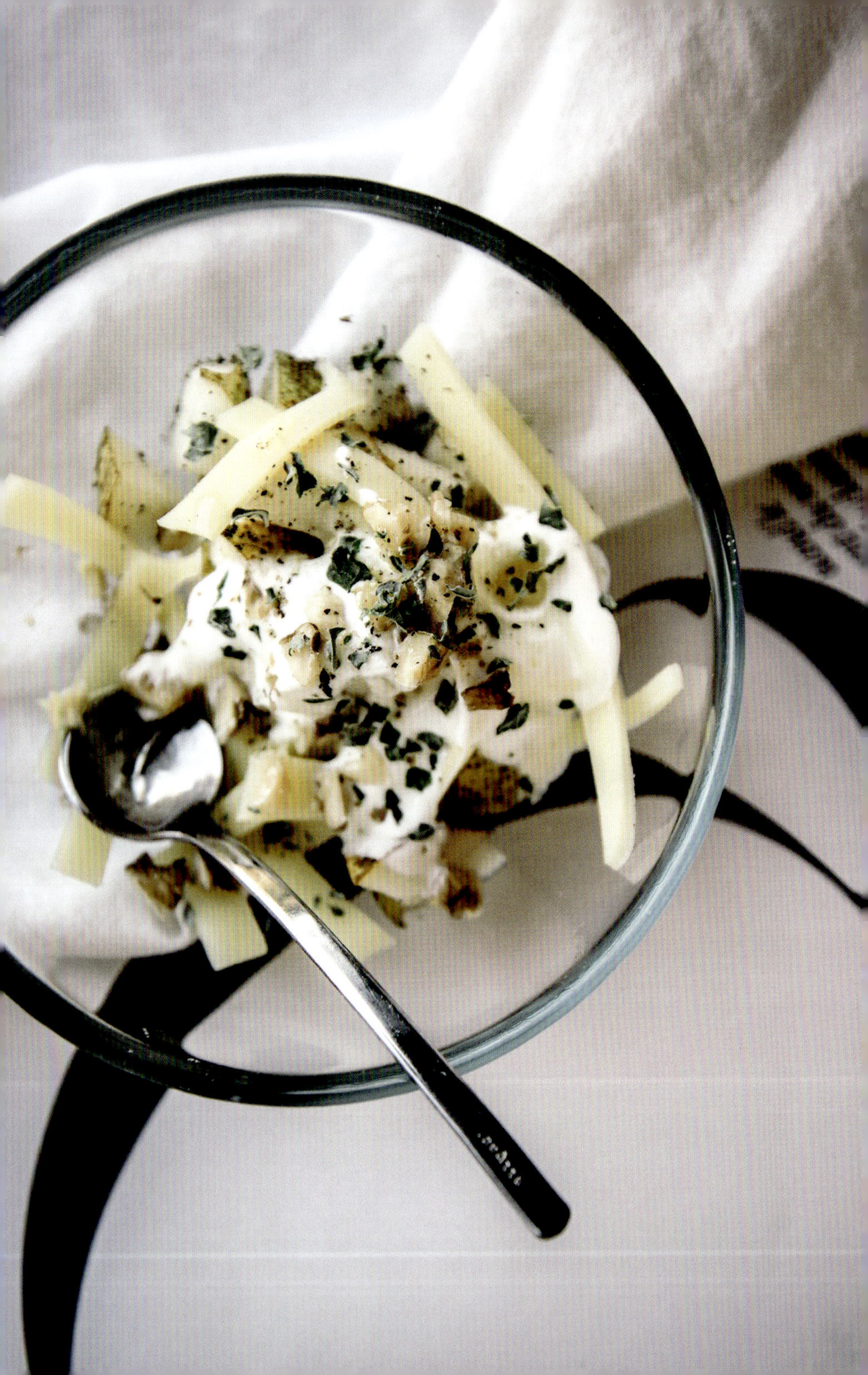

KLEINE SPEISEN

EMMENTALER-BIRNEN-SALAT P O

Zutaten für 2 Portionen:

- 2 Scheiben (60 g) Emmentaler Käse
- 1 gr. Birne
- 100 g Joghurt (3,5 %)
- 1 EL Zitronensaft
- 1 TL Dijonsenf
- 1 TL Petersilie (frisch, gehackt)
- 1 TL Honig
- 1 EL Walnüsse (grob gehackt)
- Salz, Pfeffer

Zubereitung:

Birne waschen, das Kerngehäuse entfernen und die Frucht in kleine Würfel schneiden. Mit Zitronensaft beträufeln. Emmentaler in feine Streifen schneiden. Aus Joghurt, Honig, Senf, Petersilie, Salz und Pfeffer ein Dressing zubereiten. Käsestreifen und Birnenwürfel mit dem Joghurtdressing vermengen, Walnüsse darüberstreuen und mit Brot oder Gebäck servieren.

kcal	EW/g	Fett/g	KH/g	Blst/g	Ca/mg
252	12	16	15	3	416

ITALIENISCHER NUDELSALAT P O D

Zutaten für 2 Portionen:

- 120 g Vollkornnudeln
- 1 gelbe Paprikaschote
- 1 rote Paprikaschote
- 1 gr. Tomate
- 1 Schalottenzwiebel
- 2 Scheiben (60 g) Gouda
- 4 EL Balsamicoessig
- 2 EL Olivenöl
- ½ Bund Basilikum
- Salz, Pfeffer

Zubereitung:

Nudeln in gesalzenem Wasser al dente (bissfest) kochen, dann abgießen und mit kaltem Wasser abschrecken. Paprikaschoten und Tomate in kleine Stücke schneiden. Schalotten schälen und feinwürfelig schneiden. Käse in feine Streifen schneiden. Aus Essig, Öl, Salz und Pfeffer eine Salatmarinade herstellen. Basilikum fein hacken. Nudeln, Gemüse und Käse mit der Marinade und dem Basilikum vermengen und mind. 2 Std. ziehen lassen. In kleinen Schälchen anrichten, mit Basilikumblättern garnieren und servieren.

kcal	EW/g	Fett/g	KH/g	Blst/g	Ca/mg
469	18	22	48	9	288

BROKKOLISALAT MIT PUTENBRUST P O D

Zutaten für 2 Portionen:

- 500 g Brokkoli
- 60 g Reis (parboiled)
- 2 EL Pinienkerne
- 200 g Putenbrust (geräuchert)
- 2 EL Zitronensaft
- 100 g Joghurt (3,5 %)
- 2 EL Olivenöl
- 1 TL Currypulver
- 1 EL Petersilie (frisch, gehackt)
- Salz

Zubereitung:

Reis in Salzwasser nach Packungsanweisung bissfest garen, abgießen und abtropfen lassen. In der Zwischenzeit Brokkoli waschen, putzen und in Röschen teilen. Brokkoliröschen in kochendem Salzwasser ca. 2 Min. blanchieren, abgießen, abschrecken und gut abtropfen lassen. Geräucherte Putenbrust in kleine Würfel schneiden. Pinienkerne in einer beschichteten Pfanne (ohne Fett) goldbraun rösten. Zitronensaft, Joghurt, Salz, Curry und Olivenöl in einer Schüssel verrühren. Reis, Brokkoliröschen, Pinienkerne und Putenbrust damit vermengen. Mit Petersilie bestreuen und mit Brot oder Gebäck servieren.

kcal	EW/g	Fett/g	KH/g	Blst/g	Ca/mg
531	40	24	38	10	368

EIERSALAT P O D

Zutaten für 2 Portionen:

- 3 Eier
- 1 TL Kapern (in Essig eingelegt)
- 1 Fenchelknolle
- ½ Eisbergsalat
- 1 EL Tomaten (getrocknet)
- 50 g Rucola
- 2 EL Rapsöl
- 3 EL Weißweinessig
- Salz, Pfeffer (frisch gemahlen)

Zubereitung:

Eier hart kochen, dann auskühlen lassen. Tomaten und Kapern fein hacken. Aus dem Essig, dem Rapsöl und den Gewürzen ein Dressing rühren, klein geschnittene Kapern und Tomaten untermengen, ca. 5 Min. ziehen lassen. Fenchel putzen und in feine Streifen schneiden. Eisbergsalat grob würfeln. Rucola waschen und trockenschleudern. Eisbergsalat, Fenchel und Rucola gut durchmischen und mit dem Dressing marinieren. Eier schälen und in gefällige Stücke schneiden, dann unter den Salat heben und mit Brot oder Gebäck servieren.

kcal	EW/g	Fett/g	KH/g	Blst/g	Ca/mg
307	16	23	8	8	241

OBST-BRIE-SALAT (P) (O)

Zutaten für 2 Portionen:

- 1 kl. Apfel
- 1 kl. Birne
- 50 g Mandarinen (aus der Dose)
- 50 g Weintrauben
- 1 EL Walnüsse (gehackt)
- 100 g Brie
- 2 EL Sauerrahm/saure Sahne
- Saft von ½ Orange
- 1 TL Honig
- ½ TL Currypulver
- 1 Msp. Zimtpulver

Zubereitung:
Sauerrahm mit Orangensaft und Honig gut verrühren. Mit Currypulver und Zimt abschmecken. Brie in mundgerechte Stücke teilen. Apfel und Birne waschen, vom Kerngehäuse befreien und in schmale Spalten schneiden. Mandarinen abtropfen lassen. Weintrauben waschen, halbieren, eventuelle Kerne entfernen. Obst auf den Tellern anrichten, mit Walnüssen bestreuen. Brie darüber verteilen, mit dem Sauerrahmdressing übergießen und servieren.

kcal	EW/g	Fett/g	KH/g	Blst/g	Ca/mg
374	11	26	25	4	197

REIS-FORELLEN-SALAT (P) (O) (D)

Zutaten für 4 Portionen:

- 200 g Basmatireis
- 300 g Forellenfilets (geräuchert)
- 200 g Rucola
- 5 Orangen
- 2 kl. Kohlrabi
- 2 EL Schnittlauchröllchen
- 2 EL Olivenöl
- 6 EL Mandelblättchen
- 2 EL Butter
- Salz, Pfeffer

Zubereitung:
Reis nach Packungsanweisung nicht zu weich kochen. Forellenfilets in mundgerechte Stücke teilen. Mandelblättchen in einer beschichteten Pfanne ohne Fett goldgelb anrösten.
Eine Orange auspressen, die anderen Orangen filetieren und dabei den Saft auffangen. Kohlrabi schälen und in dünne Stücke schneiden. Kohlrabi in heißer Butter ca. 3 Min. anbraten, danach mit Reis und Orangenfilets vermengen. Orangensaft mit Olivenöl zu einer Marinade verrühren, Schnittlauchröllchen untermengen und mit Salz und Pfeffer abschmecken. Rucolasalat damit marinieren. Reismischung auf einem Teller anrichten, Rucola und Forellenstücke darauf verteilen, Mandelblättchen darüberstreuen und servieren.

kcal	EW/g	Fett/g	KH/g	Blst/g	Ca/mg
560	25	26	55	7	150

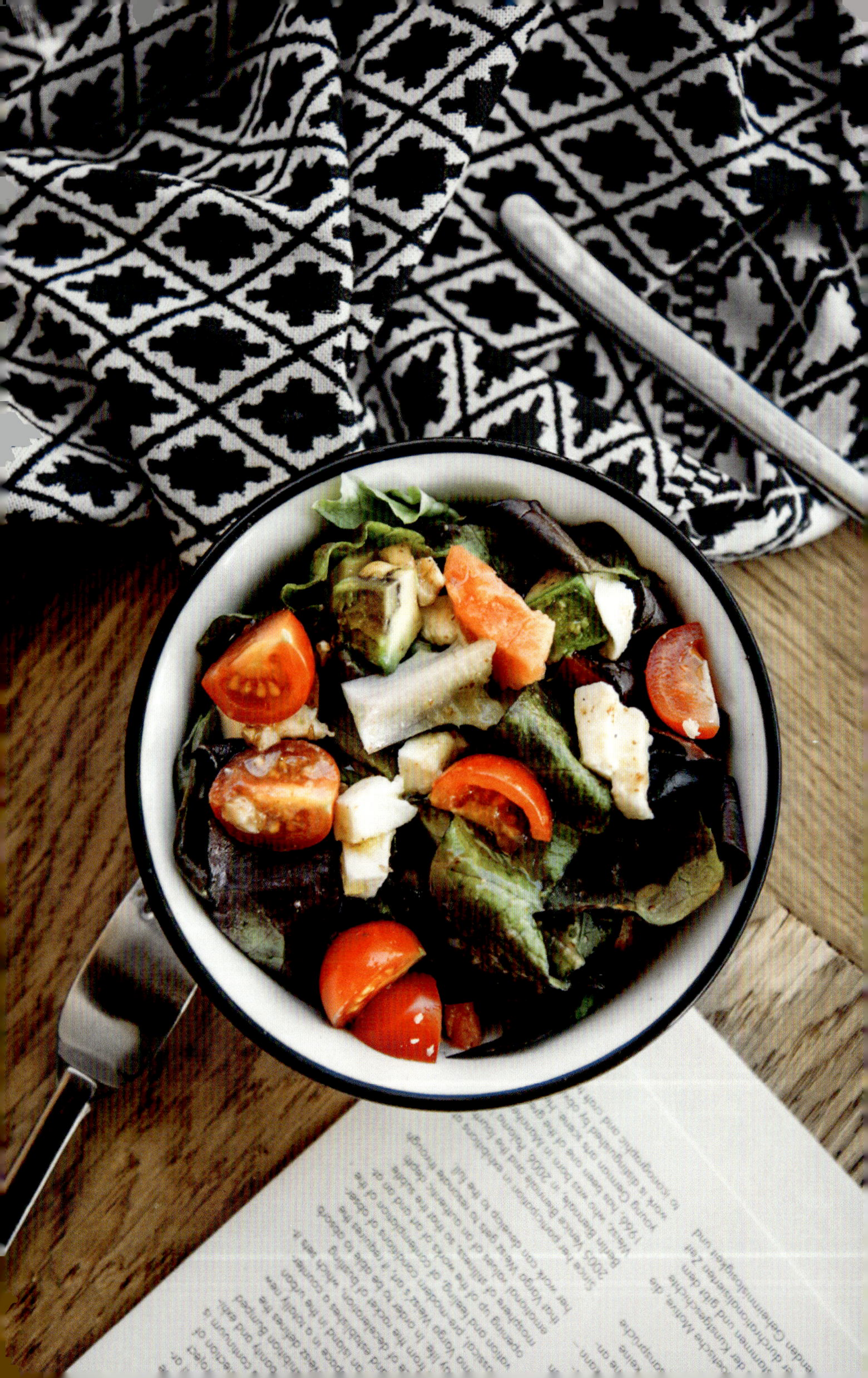

AVOCADO-PAPAYA-SALAT MIT MOZZARELLA P O D

Zutaten für 4 Portionen:

- 1 Papaya
- 1 Avocado (reif)
- 1 Salatgurke
- 250 g Cocktailtomaten
- 125 g Kopfsalat
- 1 Biolimette
- 2 Schalotten
- 200 g Mozzarella
- 2 EL Dijonsenf
- 1 EL Honig bzw. wenig Süßstoff
- 2 EL Olivenöl
- 2 cm Ingwerwurzel (frisch)
- 1 Prise Chilipulver
- 2 EL Walnüsse
- Salz

Zubereitung:

Ingwer und Schalotten schälen und sehr fein würfeln. Limette gut waschen, Schale abreiben und Saft auspressen. Limettensaft mit Honig bzw. Süßstoff, Senf, Salz, Chilipulver und Olivenöl verrühren. Mozzarella abtropfen lassen und würfeln. Walnüsse fein hacken. Tomaten vierteln und Gurke in Würfel, Salat in Streifen schneiden. Papaya schälen, längs halbieren, Kerne entfernen und das Fruchtfleisch würfelig schneiden. Avocado längs halbieren, entkernen, das Fruchtfleisch aus der Schale lösen und ebenfalls würfeln. Alle Zutaten miteinander vermengen und anrichten. Dazu kann Brot oder Gebäck serviert werden.

kcal	EW/g	Fett/g	KH/g	Blst/g	Ca/mg
357	14	29	10	4	265

KÄSESALAT P O D

Zutaten für 2 Portionen:

- 100 g Edamer Käse
- 2 Mandarinen
- 100 g Ananas (aus der Dose)
- 100 g Weintrauben (kernlos)
- 1 EL Mayonnaise
- 150 g Joghurt (3,5 %)
- 1 Msp. Cayennepfeffer
- 1 TL mildes Currypulver

Zubereitung:

Käse in Würfel schneiden. Mandarinen schälen und in einzelne Teile zerlegen. Ananas abtropfen lassen und in kleine Stücke schneiden. Weintrauben waschen und halbieren. Käse mit dem Obst mischen. Mayonnaise und Joghurt zu einem Dressing verrühren und mit Cayennepfeffer und Currypulver abschmecken. Den Käsesalat mit dem Dressing vermischen und zugedeckt im Kühlschrank 60 Min. ziehen lassen. In kleinen Schälchen anrichten und mit Brot oder Gebäck servieren.

kcal	EW/g	Fett/g	KH/g	Blst/g	Ca/mg
415	16	28	25	2	528

RUCOLASALAT MIT ERDBEEREN UND FETA P O

Zutaten für 2 Portionen:

- 50 g Rucola
- 100 g Erdbeeren
- 50 g Heidelbeeren
- 100 g Fetakäse
- 2 EL Pistazien (gehackt)
- 2 EL Olivenöl
- 1 EL Balsamicoessig
- 1 TL Honig
- 1 TL Dijonsenf
- Salz, Pfeffer

Zubereitung:

Rucola waschen und trockenschleudern. Feta in kleine Würfel schneiden. Erdbeeren und Heidelbeeren kurz abbrausen und putzen. Erdbeeren in kleine Stücke schneiden. Aus Olivenöl, Essig, Honig und Senf eine Salatsauce zubereiten, mit Salz und Pfeffer abschmecken. Rucola auf einem Teller verteilen, Obst und Fetawürfel darübergeben, mit Salatsauce übergießen. Anschließend mit Pistazien bestreuen und mit Brot oder Gebäck servieren.

kcal	EW/g	Fett/g	KH/g	Blst/g	Ca/mg
344	12	28	10	4	273

ÜBERBACKENER AVOCADOTOAST P O D

Zutaten für 2 Portionen:

- 2 Scheiben Toastbrot
- 1 Tomate
- ½ Avocado
- 1 EL Sauerrahm/saure Sahne
- 1 EL Zitronensaft
- 1 EL Walnüsse (gehackt)
- 50 g Edamer Käse (gerieben)
- Salz, Pfeffer (frisch gemahlen)

Zubereitung:

Backofen auf 200 °C vorheizen. Tomate in Scheiben schneiden. Toastscheiben kurz rösten, dann mit Tomatenscheiben belegen. Avocadofleisch mit Zitronensaft und Sauerrahm pürieren. Mit Salz und Pfeffer würzen und gehackte Walnüsse unterheben. Avocadomasse auf Toastscheiben verteilen, mit geriebenem Edamer Käse bestreuen und im Backofen überbacken, bis der Käse goldbraun ist. Sofort servieren.

kcal	EW/g	Fett/g	KH/g	Blst/g	Ca/mg
310	10	25	13	3	234

SUPPEN

BROKKOLICREMESUPPE MIT RÄUCHERLACHS P O D

Zutaten für 4 Portionen:

- 600 g Brokkoliröschen
- 500 ml Gemüsebrühe
- 1 Kartoffel (mehlig)
- 2 Zwiebeln
- 1 Knoblauchzehe
- 2 EL Rapsöl
- 4 EL Crème fraîche
- 1 Prise Muskat (gemahlen)
- 1 EL Zitronensaft
- Salz, Pfeffer
- 200 g Räucherlachs

Zubereitung:

Zwiebeln, Kartoffel und Knoblauch schälen und würfelig schneiden. Rapsöl in einem Topf erhitzen und Gemüsewürfel darin anbraten, dann mit Gemüsebrühe aufgießen und ca. 10 Min. kochen lassen. Brokkoliröschen in die Gemüsebrühe geben und kochen, bis sie weich sind, dann alles mit einem Mixstab pürieren und Crème fraîche dazugeben. Mit Zitronensaft, Muskat, Salz und Pfeffer würzen. Räucherlachs in feine Streifen schneiden und in der Suppe servieren.

kcal	EW/g	Fett/g	KH/g	Blst/g	Ca/mg
276	16	20	8	6	207

WÄRMENDE KARTOFFELSUPPE O D

Zutaten für 4 Portionen:

- 750 g Kartoffeln
- 250 g Lauch/Porree
- 1 EL Rapsöl
- 1 EL Butter
- 1 l Gemüsesuppe
- 2 rote Äpfel
- 50 g Kren/Meerrettich (frisch)
- 2 EL Schlagobers/Sahne
- ½ Bund Majoran
- Salz, Pfeffer (frisch gemahlen)
- 1 Prise Muskatnuss (frisch gerieben)

Zubereitung:

Kartoffeln schälen und würfeln. Lauch putzen, waschen und in Ringe schneiden. Kartoffeln und Lauch in 1 EL Rapsöl andünsten und mit der Gemüsesuppe auffüllen. Zugedeckt 15–20 Min. garen. Äpfel ungeschält würfeln und in 1 EL Butter glasig dünsten, anschließend mit Salz und Pfeffer würzen. Kren schälen und fein reiben. Die Suppe mit einem Mixstab fein pürieren; mit Salz, Pfeffer, Muskat und Majoran würzen. Die gewürfelten Äpfel und die Hälfte des Krens in die Suppe geben und alles nochmals aufkochen. Sahne nicht ganz steif schlagen und in die Suppe rühren. Mit dem restlichen Kren und einigen Majoranblättern garnieren und servieren.

kcal	EW/g	Fett/g	KH/g	Blst/g	Ca/mg
298	6	15	34	8	126

GEMÜSESUPPE MIT HIRSE P O D

Zutaten für 4 Portionen:

- 100 g Hirse
- 1 Lauch-/Porreestange
- 2 Karotten
- 200 g Erbsen
- 1 gr. Zwiebel
- 1 Kohlrabi
- 1 EL Rapsöl
- 800 ml Gemüsebrühe
- 50 g Parmesan (gerieben)
- 1 Lorbeerblatt
- 1 Msp. Thymian
- 1 EL Petersilie (frisch, gehackt)
- Salz, Pfeffer

Zubereitung:

Hirse heiß waschen. Karotten und Kohlrabi waschen, putzen, schälen und in Würfel schneiden. Lauch waschen, putzen und in feine Ringe schneiden. Zwiebel schälen und klein hacken. Zwiebel in heißem Rapsöl andünsten, restliches Gemüse unterheben und alles kurz mitrösten. Mit Brühe aufgießen und Hirse einstreuen. Gewürze hineingeben und die Suppe auf kleiner Flamme 15–20 Min. garen lassen. Vor dem Servieren mit Parmesan und Petersilie bestreuen.

kcal	EW/g	Fett/g	KH/g	Blst/g	Ca/mg
278	13	12	29	7	259

LEGIERTE SPARGELSUPPE P O D

Zutaten für 4 Portionen:

- 250 g grüner Spargel
- 250 g weißer Spargel
- 750 ml Gemüsebrühe
- 2 Stangen Lauch/Porree
- 1 EL Butter
- 100 ml Schlagobers/Sahne
- 100 g Frischkäse
- 2 EL Schmelzkäse
- 2 Eigelb
- 1 Prise Zucker
- 1 Prise Muskatnuss (frisch gerieben)
- Salz, weißer Pfeffer
- 2 Msp. Cayennepfeffer
- 1 TL Zitronensaft
- 2 EL Petersilie (frisch, gehackt)

Zubereitung:

Spargel putzen und holzige Enden abschneiden. Den weißen Spargel vollständig schälen; beim grünen Spargel nur das untere Drittel schälen. Spargel in Stücke schneiden. In die kochende Brühe Butter und Zucker geben, Spargel darin 10–15 Min. kochen. Lauch putzen, in Ringe schneiden und nach 10 Min. Garzeit dazugeben. Sahne, Eigelb, Frisch- und Schmelzkäse miteinander verquirlen und die Suppe mit dem Gemisch legieren. Darauf achten, dass die Suppe dabei nicht mehr kocht, sonst gerinnen die Eigelbe. Mit Zitronensaft, Salz und Gewürzen abschmecken. Mit gehackter Petersilie bestreut servieren.

kcal	EW/g	Fett/g	KH/g	Blst/g	Ca/mg
338	10	30	7	4	221

KÜRBISCREMESUPPE (LV) (P) (D)

Zutaten für 4 Portionen:

- 500 g Kürbis
- 100 g Suppengrün
- 600 ml Rindsuppe/ Fleischbrühe
- 2 EL Rapsöl
- 1 EL Mehl (glatt)
- 50 ml Schlagobers/Sahne
- 2 EL Kürbiskernöl
- 3 EL Crème fraîche
- 1 Prise Muskatnuss (frisch gerieben)
- Salz, weißer Pfeffer
- 2 EL Kürbiskerne

Zubereitung:

Kürbis entkernen und schälen, in grobe Würfel schneiden. Suppengrün waschen, putzen und ebenfalls würfelig schneiden. Das Suppengrün im heißen Öl anschwitzen, Kürbiswürfel beigeben und kurz andämpfen. Mit Mehl stauben und durchrühren. Mit Suppe und Obers aufgießen. Gewürze beigeben und durchkochen, bis der Kürbis weich ist. Kürbiskerne trocken anrösten. Suppe mit dem Mixstab fein mixen, Konsistenz nach Belieben mit Wasser regulieren. Crème fraîche unterrühren und die Suppe eventuell nachwürzen. Je nach Geschmack etwas Kürbiskernöl auf die Oberfläche träufeln und die Suppe mit Kürbiskernen bestreut servieren.

kcal	EW/g	Fett/g	KH/g	Blst/g	Ca/mg
377	13	31	12	3	92

TOMATENSUPPE MIT COUSCOUS (O)

Zutaten für 4 Portionen:

- 400 g Tomaten (reif)
- 1 Schalottenzwiebel
- 2 Knoblauchzehen
- 2 EL Olivenöl
- 120 g Couscous
- 600 ml Gemüsebrühe
- 2 EL Tomatenmark
- 150 g Fetakäse
- 2 EL Crème fraîche
- 1 TL Zucker oder Honig
- 1 TL Kräuter der Provence (getrocknet)
- 2 EL Petersilie (frisch, gehackt)
- Salz, Pfeffer (frisch gemahlen)

Zubereitung:

Tomaten mit heißem Wasser überbrühen, schälen und kleinwürfelig schneiden. Schalotte und Knoblauch schälen und fein hacken. Olivenöl in einem Suppentopf erhitzen; Schalotte, Knoblauch und Kräuter darin bei mittlerer Hitze unter ständigem Rühren andünsten, bis die Schalotte anfängt, weich zu werden. Couscous untermengen und gut verrühren. Tomatenwürfel dazugeben, mit Gemüsebrühe aufgießen und alles aufkochen lassen. Mit Tomatenmark, Salz, Pfeffer und Zucker würzen. Bei geschlossenem Deckel und geringer Hitze etwa 30 Min. köcheln lassen. Feta fein krümeln und zusammen mit Crème fraîche unter die Suppe rühren. Gehackte Petersilie untermengen, eventuell nachwürzen und servieren.

kcal	EW/g	Fett/g	KH/g	Blst/g	Ca/mg
303	10	23	17	4	229

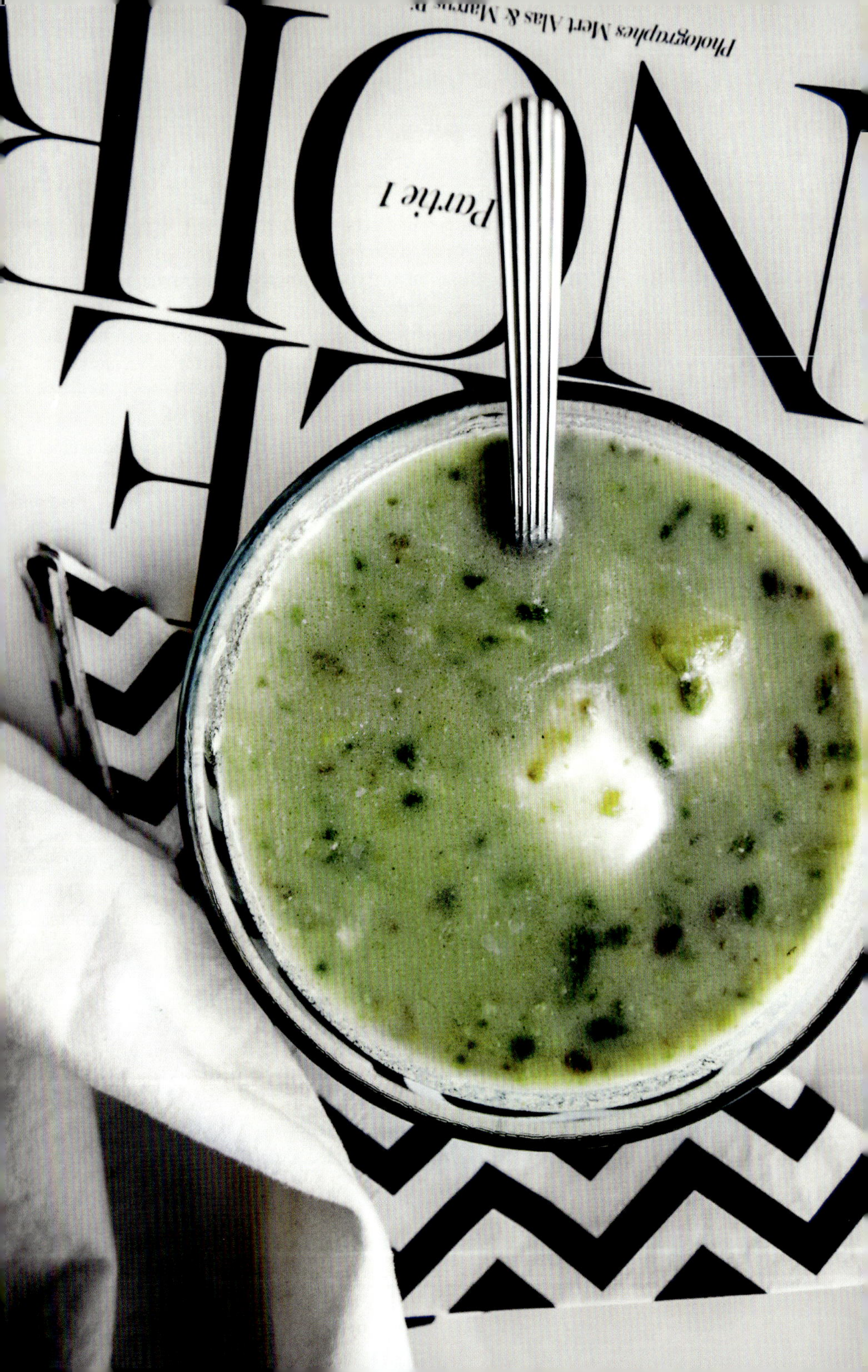
Photographies Mert Alas & Marcus
Partie 1

AVOCADOCREMESUPPE LV O D

Zutaten für 2 Portionen:

- 1 Avocado (reif)
- 100 g Knollensellerie
- 1 EL Mehl (glatt)
- 1 TL Butter
- 500 ml Gemüsebrühe
- 1 EL Zitronensaft
- Schale von ½ Biozitrone
- 2 EL Crème fraîche
- 1 EL Petersilie (frisch, gehackt)
- Salz, Pfeffer (frisch gemahlen)

Zubereitung:

Sellerie schälen und in feine Streifen schneiden. Mehl in heißer Butter kurz anrösten, mit der Gemüsesuppe aufgießen und glatt rühren. Selleriestreifen untermengen und unter Rühren ca. 3 Min. köcheln lassen. Die Suppe auskühlen lassen. Avocado schälen, halbieren, Stein entfernen und das Fruchtfleisch mit Zitronensaft, Zitronenschale und Crème fraîche glatt rühren. Anschließend in die Suppe einrühren und die Suppe auf Esstemperatur erwärmen. Mit Salz und Pfeffer abschmecken, vor dem Servieren mit gehackter Petersilie bestreuen.

kcal	EW/g	Fett/g	KH/g	Blst/g	Ca/mg
362	5	33	12	7	110

KAROTTENSUPPE MIT MOZZARELLA P O D

Zutaten für 4 Portionen:

- 1 Stk. (2 cm) Ingwerwurzel
- 1 Knoblauchzehe
- 1 Zwiebel
- 1 kl. Fenchelknolle
- 500 g Karotten
- 500 g Kartoffeln (festkochend)
- 1 EL Butter
- 1 Prise Nelkenpulver
- 1 Prise Koriander (gemahlen)
- ½ TL Currypulver
- 750 ml Gemüsesuppe
- 2 EL Rapsöl
- 125 g Mozzarella
- 2 Orangen
- 50 ml Schlagobers/Sahne
- Salz, Pfeffer (frisch gemahlen)

Zubereitung:

Ingwer, Knoblauch und Zwiebel schälen und fein würfeln. Fenchel putzen, die Knolle halbieren, den Strunk entfernen und den Fenchel grob würfeln. Karotten und Kartoffeln schälen und in grobe Würfel schneiden. Butter in einem Topf erhitzen; Knoblauch, Ingwer und Zwiebel darin kurz andünsten. Fenchel, Karotten und die Hälfte der Kartoffeln zugeben, kurz mitdünsten und anschließend mit Salz, Pfeffer, Nelkenpulver, Koriander und Curry würzen. Im Anschluss mit Brühe aufgießen, aufkochen und alles ca. 15 Min. garen. Währenddessen übrige Kartoffeln feiner würfeln, Rapsöl in einer Pfanne erhitzen und Kartoffeln darin bei mittlerer Hitze braun braten, bis sie gar sind. Mit Salz und Pfeffer würzen, herausnehmen und auf Küchenpapier abtropfen lassen. Mozzarella in kleine Würfel schneiden. Orangen auspressen, Saft in die Suppe geben, mit einem Mixstab alles fein pürieren und Schlagobers unterheben. Suppe nochmals kurz erhitzen und mit Salz und Pfeffer abschmecken. Mit gebratenen Kartoffelwürfeln und Mozzarellawürfeln servieren.

kcal	EW/g	Fett/g	KH/g	Blst/g	Ca/mg
373	13	23	27	11	307

HAUPTSPEISEN MIT FLEISCH

SPAGHETTI MIT AVOCADO-LIMETTEN-SAUCE P O D

Zutaten für 2 Portionen:

- 200 g Hühnerfilet
- 200 g Spaghetti
- 2 kl. Avocados (reif)
- 3 Frühlingszwiebeln
- 1 Orange
- 60 ml Gemüsebrühe
- 1 EL Olivenöl
- 2 EL Limettensaft
- ½ Bund Koriander
- Salz, Pfeffer (frisch gemahlen)
- 1 Msp. Cayennepfeffer

Zubereitung:

Spaghetti nach Packungsanweisung im gesalzenen Wasser al dente (bissfest) kochen. In der Zwischenzeit Avocados längs halbieren und Kerne entfernen. Das Fruchtfleisch herauslösen und in Würfel schneiden. Mit Limettensaft beträufeln. Hühnerfilet waschen, trockentupfen, in grobe Streifen schneiden, dann salzen und pfeffern. In Olivenöl von allen Seiten goldbraun braten. Frühlingszwiebeln putzen und in Ringe schneiden, 1 EL für die Garnierung beiseitelegen. Koriander waschen, trockenschütteln und die Blätter abzupfen, einige Blätter beiseitelegen. Orange schälen, filetieren und dabei den Fruchtsaft auffangen. Orangensaft mit Avocadowürfeln, Korianderblättern und Frühlingszwiebeln mit einem Mixstab fein pürieren, mit Gemüsesuppe aufgießen. Mit Salz, Pfeffer sowie Cayennepfeffer würzen. Spaghetti abgießen und abtropfen lassen, Hühnerstreifen beigeben, mit Avocadosauce mischen und mit Orangenstücken, Korianderblättern sowie Frühlingszwiebelröllchen garnieren.

Tipp: Blattsalat mit Karottenraspeln schmeckt köstlich als Beilage.

kcal	EW/g	Fett/g	KH/g	Blst/g	Ca/mg
814	39	36	81	12	130

KALBSSCHNITZEL MIT BUNTEM GEMÜSE P O D

Zutaten für 2 Portionen:

- 2 (je 120 g) Kalbsschnitzel
- 3 EL Haselnüsse (fein gerieben)
- 1 EL Petersilie (frisch, gehackt)
- 2 EL Weizenmehl (glatt)
- 1 kl. Ei
- 3 EL Rapsöl
- 2 Kohlrabi
- 3 Karotten
- 2 EL Butter
- 1 TL Mehl (glatt)
- 50 ml Gemüsebrühe
- 50 ml Schlagobers/Sahne
- Salz, Pfeffer

Zubereitung:

Kohlrabi und Karotten schälen und feinblättrig schneiden. In einem Topf in heißer Butter andünsten und mit Gemüsesuppe und Sahne aufgießen. Bei mittlerer Hitze ca. 7 Min. dünsten, dann mit Salz und Pfeffer würzen, mit 1 TL Mehl bestäuben und kurz köcheln lassen. Kalbsschnitzel waschen, trockentupfen und jeweils in 2 Stücke schneiden. Von beiden Seiten salzen und pfeffern. Geriebene Nüsse mit Petersilie vermischen. Ei in einem Teller verquirlen. Schnitzel zuerst im Mehl wenden, dann durchs Ei ziehen und anschließend mit der Nussmischung panieren. Im heißen Rapsöl bei mittlerer Hitze ca. 1 Min. von jeder Seite braten.

Tipp: Mit Gemüsebeilage und Reis oder Kartoffeln servieren.

kcal	EW/g	Fett/g	KH/g	Blst/g	Ca/mg
798	37	63	23	6	208

ÜBERBACKENES SCHWEINEFILET LV P O D

Zutaten für 2 Portionen:

- 4 (250 g) Schweinefilets
- 4 Scheiben (80 g) Butterkäse
- 4 Scheiben (60 g) Schinken
- 1 EL Rapsöl
- 1 EL Butter
- 1 EL Mehl (glatt)
- 100 ml Wasser
- Salz
- 1 TL Kümmel (gemahlen)

Zubereitung:

Fleisch kalt abspülen, trockentupfen und nicht zu dünn klopfen. Salzen und mit einer Seite in Mehl tauchen. Öl in der Pfanne erhitzen. Fleisch mit der bemehlten Seite braun anbraten, dann kurz wenden. Aus der Pfanne nehmen und auf ein gebuttertes Backblech legen. Jedes Filet mit Schinken und Butterkäse auf der nicht bemehlten Seite belegen, mit Kümmel bestreuen und bei starker Oberhitze im Backofen überbacken.

Bratensatz mit Mehl bestäuben, kurz durchrösten, mit Wasser aufgießen, kurz aufkochen lassen und abschmecken. Butter einrühren. Mit den Filets servieren.

Tipp: Spätzle und Vogerl-/Feldsalat eignen sich als Beilagen zu diesem Gericht.

kcal	EW/g	Fett/g	KH/g	Blst/g	Ca/mg
442	43	28	6	0	312

FASCHIERTE LAIBCHEN MIT FETA LV P O D

Zutaten für 2 Portionen:

- 100 g Fetakäse
- 200 g gemischtes Faschiertes/Hackfleisch
- 1 kl. Ei
- 1 EL Kräutermischung (tiefgekühlt)
- 3 EL Semmelbrösel/Paniermehl
- ½ TL Salz
- 2 EL Rapsöl

Zubereitung:

Feta abtropfen lassen und in kleine Würfel schneiden. Faschiertes mit Ei, Kräutern, Semmelbröseln, Salz und Fetawürfeln verkneten. Hände anfeuchten und vier Laibchen formen. Diese bei mittlerer Hitze auf beiden Seiten in Rapsöl je 5 Min. anbraten.

Tipp: Dazu kann Kartoffelpüree und Rote-Rüben-Salat serviert werden.

kcal	EW/g	Fett/g	KH/g	Blst/g	Ca/mg
603	33	45	18	2	264

CURRYHUHN MIT ANANAS P O D

Zutaten für 2 Portionen:

- 120 g Basmatireis
- 250 g Hühnerfilet
- 1 Stange Frühlingszwiebeln
- 1 kl. Zwiebel
- 200 g Karotten
- 1 rote Paprikaschote
- 2 EL Mandelstifte
- 1 Knoblauchzehe
- 60 ml Rindsuppe/Fleischbrühe
- 2 Ananasscheiben (Dose)
- ½ TL Ingwer (klein gehackt)
- 1 TL Maisstärkemehl
- 3 EL Rapsöl
- 1 TL Currypulver
- Salz

Zubereitung:

Reis nach Anleitung in Salzwasser bissfest kochen. Hühnerfleisch waschen, trockentupfen und in ½ cm dicke, kleine Stücke schneiden. Zwiebel und Knoblauch schälen, fein hacken. Karotten schälen und in feine Streifen schneiden. Paprika putzen und würfelig schneiden. Mandelstifte ohne Öl hell anrösten und beiseitestellen. Ananas in kleine Stücke, Frühlingszwiebel in feine Ringe schneiden. 2 EL Öl in einer großen Pfanne erhitzen, Fleisch darin anbraten, leicht salzen und dann herausnehmen. Zwiebel, Knoblauch und Ingwer in 1 EL Öl kurz anbraten, Curry zugeben und mitrösten. Karotten und Paprika untermengen, salzen und 1 Min. braten. Anschließend Fleisch und Ananasstücke dazugeben, alles mit Suppe aufgießen und zugedeckt ca. 3 Min. köcheln lassen. Das Stärkemehl mit etwas kaltem Wasser verrühren, unter das Fleisch geben und aufkochen. Zum Schluss mit Mandeln und Frühlingszwiebeln vermischen, abschmecken und mit Reis servieren.

kcal	EW/g	Fett/g	KH/g	Blst/g	Ca/mg
668	39	28	63	9	128

HAUPTSPEISEN MIT FISCH

FISCHFILET MIT MANDELHAUBE P O D

Zutaten für 2 Portionen:

- 2 (je 150 g) Kabeljaufilets
- 1 EL Zitronensaft
- 4 EL Mandeln (gemahlen)
- 1 EL Butter
- 50 ml Orangensaft
- 1 Lauch-/Porreestange
- 2 EL Rapsöl
- 400 g Kartoffeln
- 1 EL Butter
- 1 EL Petersilie (frisch, gehackt)
- Salz, Pfeffer (frisch gemahlen)

Zubereitung:

Den Backofen auf 200° C vorheizen. Die Fischfilets waschen, trockentupfen, dann salzen, pfeffern und mit Zitronensaft beträufeln. Butter in einem kleinen Topf schmelzen, mit gemahlenen Mandeln vermischen und ca. 1 EL Orangensaft unterrühren. Lauch putzen, in feine Ringe schneiden und im Rapsöl leicht anbraten, danach mit dem restlichen Orangensaft ablöschen. In eine feuerfeste Auflaufform geben, die Fischfilets darauflegen und mit der Mandelmasse bestreichen. Bei Ober- und Unterhitze 20–25 Min. backen.

Kartoffeln schälen, in wenig Salzwasser kochen. Nach dem Abseihen in 1 TL Butter sowie fein gehackter Petersilie wenden. Zum Fisch servieren.

Tipp: Gedünstetes Mischgemüse (aus Erbsen, Karotten und Mais) kann als Beilage gereicht werden.

kcal	EW/g	Fett/g	KH/g	Blst/g	Ca/mg
684	37	43	37	11	218

LACHSFILET AUF FRUCHTSAUCE P

Zutaten für 2 Portionen:

- 2 (je 125 g) Lachsfilets
- 125 g Basmatireis
- 3 EL Rapsöl
- 1 Zwiebel
- 4 Äpfel (säuerlich)
- 1 TL Paprikapulver
- 1 TL Ingwer (gemahlen)
- ½ TL Currypulver
- 2 EL Apfelessig
- 1 EL Honig
- 1 EL Zitronensaft
- 1 Msp. Zimtpulver
- Salz, Pfeffer

Zubereitung:

Lachsfilet waschen und trockentupfen. Mit Zitronensaft beträufeln, mit Salz und Pfeffer würzen. Reis nach Packungsanweisung kochen. Zwiebel schälen, fein würfeln. Äpfel schälen, das Kerngehäuse entfernen und das Fruchtfleisch in Würfel schneiden. Zwiebelwürfel in 1 EL Rapsöl leicht anrösten, dann mit 1 EL Wasser aufgießen und glasig dünsten, danach Äpfel untermengen; mit Paprika, Zimt, Ingwer- und Currypulver bestäuben.
Apfelessig mit Honig und 2 EL Wasser vermengen, in die Apfelsauce einrühren und mit Salz und Pfeffer abschmecken. Die Apfelsauce 5 Min. köcheln lassen. Lachsfilets in 2 EL Öl von beiden Seiten braten, mit Reis und Apfelsauce servieren.

kcal	EW/g	Fett/g	KH/g	Blst/g	Ca/mg
732	29	28	89	7	54

ROTBARSCHCURRY MIT CASHEWKERNEN P O D

Zutaten für 2 Portionen:

- 125 g Basmatireis
- 300 g Rotbarschfilet
- 2 Karotten (ca. 100 g)
- 1 Stange Lauch/Porree
- 1 EL Mehl (glatt)
- 2 EL Cashewkerne
- 2 EL Rapsöl
- 250 ml Kokosmilch
- 1 TL Gemüsebrühe (Pulver)
- 1 TL Currypulver
- Salz, Pfeffer

Zubereitung:

Cashewkerne grob hacken und in einer beschichteten Pfanne ohne Fett kurz anrösten. Dann aus der Pfanne herausnehmen. Karotten schälen und in Stifte, Lauch in feine Ringe schneiden. Rotbarsch waschen, trockentupfen und grob würfeln. Fischwürfel salzen und in Mehl wenden. In 1 EL Rapsöl von allen Seiten 3–4 Min. anbraten, danach herausnehmen. Restliches Öl in der Pfanne erhitzen, Gemüse darin andünsten, mit Currypulver bestauben, kurz mitdünsten und mit 100 ml Wasser aufgießen. Gemüsebrühe gut unterrühren und mit Kokosmilch aufgießen. Alles aufkochen und etwa 5 Min. köcheln lassen. Fischwürfel und Cashewkerne hineingeben, mit Salz und Pfeffer abschmecken und kurz erwärmen. Mit dem Basmatireis servieren.

kcal	EW/g	Fett/g	KH/g	Blst/g	Ca/mg
652	39	23	72	5	156

PENNE MIT RÄUCHERLACHS P O D

Zutaten für 2 Portionen:

- 180 g Penne
- 300 g Blattspinat (tiefgekühlt)
- 60 g Tomaten
- 1 Zwiebel
- 1 Knoblauchzehe
- 100 g Fetakäse
- 2 EL Olivenöl
- 6 EL Schlagobers/Sahne
- 1 TL Oregano
- Salz, Pfeffer (frisch gemahlen)
- 200 g Räucherlachs

Zubereitung:

Den Spinat in einem Sieb auftauen lassen (etwa 2 Std.). Penne in reichlich Salzwasser bissfest garen, dann abgießen und abtropfen lassen. In der Zwischenzeit Feta klein zerbröseln. Zwiebel und Knoblauch schälen und fein würfeln. Öl in einer Pfanne erhitzen, Zwiebel und Knoblauch darin 5 Min. andünsten, aufgetauten Spinat beifügen und weiter mitdünsten. Mit Salz, Oregano und Pfeffer würzen. Mit etwas Wasser aufgießen und Feta zugeben. Schlagobers unterrühren, kurz aufkochen und ca. 5 Min. bei geringer Hitze köcheln lassen. Tomaten in kleine Würfel schneiden und beifügen. Bei Bedarf etwas Wasser nachgießen. Räucherlachs in mundgerechte Stücke schneiden und kurz mitdünsten lassen. Mit Penne servieren.

kcal	EW/g	Fett/g	KH/g	Blst/g	Ca/mg
844	45	44	66	9	496

VOLLKORNSPAGHETTI MIT WILDLACHS P O D

Zutaten für 2 Portionen:

- 200 g Vollkornspaghetti
- 150 g Cocktailtomaten
- 250 g Wildlachsfilet
- Saft von ½ Zitrone
- 2 EL Olivenöl
- 1 Knoblauchzehe
- 1 EL Balsamicoessig
- ½ Bund Basilikum
- ½ Bund Majoran
- 2 EL Parmesan (gerieben)
- Salz, Pfeffer (frisch gemahlen)

Zubereitung:

Nudeln nach Anleitung kochen. In der Zwischenzeit Lachsfilet würfeln und mit Zitronensaft und Salz würzen. Kräuter abzupfen und klein schneiden, Tomaten halbieren. Knoblauch schälen und fein hacken. Öl in einer Pfanne erhitzen, Lachswürfel darin anbraten, Tomaten und Knoblauch dazugeben und 1 Min. zugedeckt ziehen lassen. Kräuter und Essig untermengen und mit Salz und Pfeffer abschmecken. Nudeln abgießen und unter den Lachs heben. Mit geriebenem oder gehobeltem Parmesan und Salat servieren.

kcal	EW/g	Fett/g	KH/g	Blst/g	Ca/mg
634	42	22	65	13	272

HAUPTSPEISEN VEGETARISCH

APFELPALATSCHINKEN LV P O

Zutaten für 4 Portionen:

Teig:

- 250 g Mehl
- 400 ml Milch (3,5 %)
- 100 ml Schlagobers/ Sahne
- 3 Eier
- 3 EL Öl
- Salz

Fülle:

- 6 Äpfel
- 2 EL Zucker
- 150 ml Orangensaft
- 1 EL Zitronensaft
- Schale von ½ Biozitrone (abgerieben)
- 1 EL Butter
- 1 cm Ingwer (frisch)
- ½ TL Zimtpulver
- ½ TL Speisestärke

Zubereitung:

Äpfel schälen, vierteln, entkernen und würfelig schneiden. Ingwer sehr fein hacken. Butter in einer beschichteten Pfanne schmelzen, den Zucker kurz darin anbraten, die Apfelwürfel hineingeben und unter Rühren sanft anbraten. Mit Zimt abschmecken. Orangensaft mit Speisestärke glatt rühren; Zitronensaft, Zitronenschale und gehackten Ingwer dazugeben und gut verrühren. Diese Mischung unter die Äpfel geben und kurz weiterdünsten, bis die Äpfel gar sind.

Mit dem Handrührgerät Milch, Mehl, Eier und eine Prise Salz zu einem glatten Teig verarbeiten. Schlagobers unterrühren. Eine beschichtete Pfanne dünn mit Öl ausstreichen. Teig mit einem kleinen Schöpfer bzw. einer Kelle in die Pfanne gießen und gleichmäßig darin verteilen. Palatschinken/Pfannkuchen auf beiden Seiten knusprig goldgelb backen. Warme Palatschinken mit Äpfeln füllen.

Tipp: Nach Belieben mit Zucker bestreut oder mit Vanillesauce servieren.

kcal	EW/g	Fett/g	KH/g	Blst/g	Ca/mg
700	17	30	89	7	206

BANDNUDELN MIT GORGONZOLASAUCE P O D

Zutaten für 2 Portionen:

- 200 g Bandnudeln
- 200 g Stangensellerie
- 1 kl. Birne
- 1 EL Butter
- 100 g Gorgonzola
- 100 g Schlagobers/Sahne
- 2 EL Pinienkerne
- Salz, Pfeffer (frisch gemahlen)

Zubereitung:

Stangensellerie putzen und schräg in feine Scheiben schneiden, danach in der heißen Butter ca. 5 Min. dünsten. Pinienkerne in einer beschichteten Pfanne ohne Fett goldbraun anrösten. Nudeln in gesalzenem Wasser al dente (bissfest) kochen. Birne waschen, halbieren, das Kerngehäuse entfernen und die Birne in feine Spalten schneiden. Gorgonzola klein schneiden, zu den Selleriescheiben geben und mit Sahne aufgießen. Kurz aufkochen und bei schwacher Hitze den Käse unter Rühren schmelzen lassen. Mit Salz und Pfeffer würzen. Die Nudeln abgießen und abtropfen lassen, in einer Schüssel mit der Gorgonzolasauce vermischen, die Birnenspalten untermengen und beim Servieren die gerösteten Pinienkerne darüberstreuen.

Tipp: Ein bunter gemischter Salat eignet sich als köstliche Beilage.

kcal	EW/g	Fett/g	KH/g	Blst/g	Ca/mg
892	28	52	79	9	430

GEBRATENER REIS P D

Zutaten für 2 Portionen:

- 150 g Langkornreis
- 1 Knoblauchzehe
- 1 cm Ingwer
- 2 EL Sesamöl
- 1 Karotte
- 50 g Erbsen (tiefgekühlt)
- 30 g Mais (aus der Dose)
- 40 g Sojasprossen
- 2 Eier
- 1 EL Sojasauce
- Salz, Pfeffer

Zubereitung:

Reis bissfest kochen, danach gut abtropfen lassen. Knoblauch und Ingwer schälen, sehr fein hacken und in 1 EL Öl kurz anbraten. Karotte schälen und in feine Streifen schneiden. Karottenstreifen, Erbsen, Mais und Sojasprossen zum Knoblauch und Ingwer geben. Eier verquirlen, dazugeben und gut verrühren. Weiter garen, bis das Gemüse knackig ist. Dann den Reis, die Sojasauce und 1 EL Sesamöl unterrühren, mit Salz und Pfeffer abschmecken und anschließend servieren.

kcal	EW/g	Fett/g	KH/g	Blst/g	Ca/mg
536	18	18	74	5	66

BROKKOLI-NUDEL-AUFLAUF LV P O D

Zutaten für 2 Portionen:

- 180 g Nudeln (z. B. Penne)
- 500 g Brokkoli
- 1 EL Butter
- 2 EL Mehl
- 250 ml Milch (3,5 %)
- 1 gr. Ei
- 30 g Parmesan (gerieben)
- 1 TL Gemüsebrühe (Pulver)
- 1 EL Sesamsamen
- 1 TL Kräutermischung (tiefgekühlt)
- Salz, Muskat

Zubereitung:
Nudeln nach Packungsanweisung bissfest kochen. Brokkoli putzen, den Strunk entfernen und Brokkoli in Röschen zerteilen. Béchamelsauce zubereiten: Butter zerlassen, Mehl dazugeben, leicht aufschäumen lassen und anschließend schrittweise mit Milch aufgießen. Das Ganze 5 Min. unter ständigem Rühren köcheln lassen. Das Gemüsebrühepulver hineingeben. In die abgekühlte Béchamelsauce das Ei und einen Teil des Parmesans einrühren und mit Salz, Kräutern und Muskat abschmecken. Die Brokkoliröschen kurz in Salzwasser bissfest dünsten. Zusammen mit den abgetropften Nudeln in eine Auflaufform schichten und die vorbereitete Sauce darübergießen, mit dem restlichen Parmesan und Sesam bestreuen. Bei 180° C etwa 30 Min. backen. Auflauf aus dem Backofen nehmen, kurz abkühlen lassen, dann in gleichmäßige Stücke teilen und servieren.

kcal	EW/g	Fett/g	KH/g	Blst/g	Ca/mg
728	34	27	86	11	612

SÜSSER RISOTTO MIT NEKTARINEN LV P O

Zutaten für 2 Portionen:

- 1 Vanilleschote
- 1 EL Rohrzucker
- 500 ml Milch (3,5 %)
- 125 g Rundkornreis
- 2 EL Mandelblättchen
- 3 Nektarinen
- 1 Orange
- 1 EL Honig (flüssig)
- 2 EL Joghurt (3,5 %)
- 1 EL Butter

Zubereitung:
Vanilleschote längs aufschneiden, das Mark mit einem Messerrücken herauskratzen und mit dem Zucker in der Milch aufkochen. Reis einstreuen und bei kleiner Hitze 25–30 Min. köcheln lassen, dabei immer wieder umrühren. Die Mandeln in einer Pfanne ohne Fett hellbraun rösten und dann auf einem Teller abkühlen lassen. Die Nektarinen waschen, schälen, halbieren und die Steine entfernen. In Spalten schneiden. In heißer Butter kurz andünsten. Orange auspressen, Orangensaft mit Honig mischen und über die Nektarinen geben. Kurz weiterdünsten, Reis vom Herd nehmen. Das Joghurt unter den Risotto geben und auf Tellern anrichten. Früchte dazugeben und mit den gerösteten Mandeln bestreut servieren.

kcal	EW/g	Fett/g	KH/g	Blst/g	Ca/mg
746	19	27	106	8	394

BUCHTELN MIT MARILLENMARMELADE UND VANILLESAUCE

P O

Zutaten für 12 Stück (4 Portionen):

Teig:

- 450 g Weizenmehl
- 3 EL Butter
- 50 g Staub-/Puderzucker
- 250 ml Milch (3,5 %)
- 1 Pkg. Trockengerm/-hefe
- 1 Pkg. Vanillezucker
- 1 Prise Salz
- 200 g Marillenmarmelade/ Aprikosenkonfitüre
- 2 EL Mehl zum Ausarbeiten
- 1 TL zerlassene Butter zum Ausfetten der Form

Vanillesauce:

- 500 ml Milch (3,5 %)
- 2 EL Kristallzucker
- 20 g Vanillepuddingpulver

Zubereitung:

Mehl mit Staubzucker, Vanillezucker, zerlassener Butter, Salz, Hefe und Milch gut miteinander verkneten. An einem warmen Ort gehen lassen, bis sich das Teigvolumen verdoppelt. Den Teig auf ein bemehltes Brett geben, zu einer Rolle formen und in gleichmäßige Stücke schneiden. Teigstücke flachdrücken, Marmelade in die Mitte geben. Teigränder nach oben ziehen, miteinander verbinden und mit dem Teigzusammenschluss nach unten in die ausgefettete Form setzen. Buchteln oben mit restlichem Fett bestreichen und zugedeckt nochmals gehen lassen. Im vorgeheizten Backofen bei ca. 190° C hellbraun backen.

Für die Sauce 3 EL kalte Milch mit Puddingpulver gut verrühren. Restliche Milch mit Zucker aufkochen, Puddingpulver einrühren, nochmals aufwallen lassen und bei schwacher Hitze unter ständigem Rühren kurz köcheln lassen. Buchteln mit Vanillesauce servieren.

Tipp: Für eine bessere Verdaulichkeit genießen Sie die Buchteln „altbacken“, d. h. erst am nächsten Tag (weniger aufblähend).

kcal	EW/g	Fett/g	KH/g	Blst/g	Ca/mg
876	19	21	151	5	253

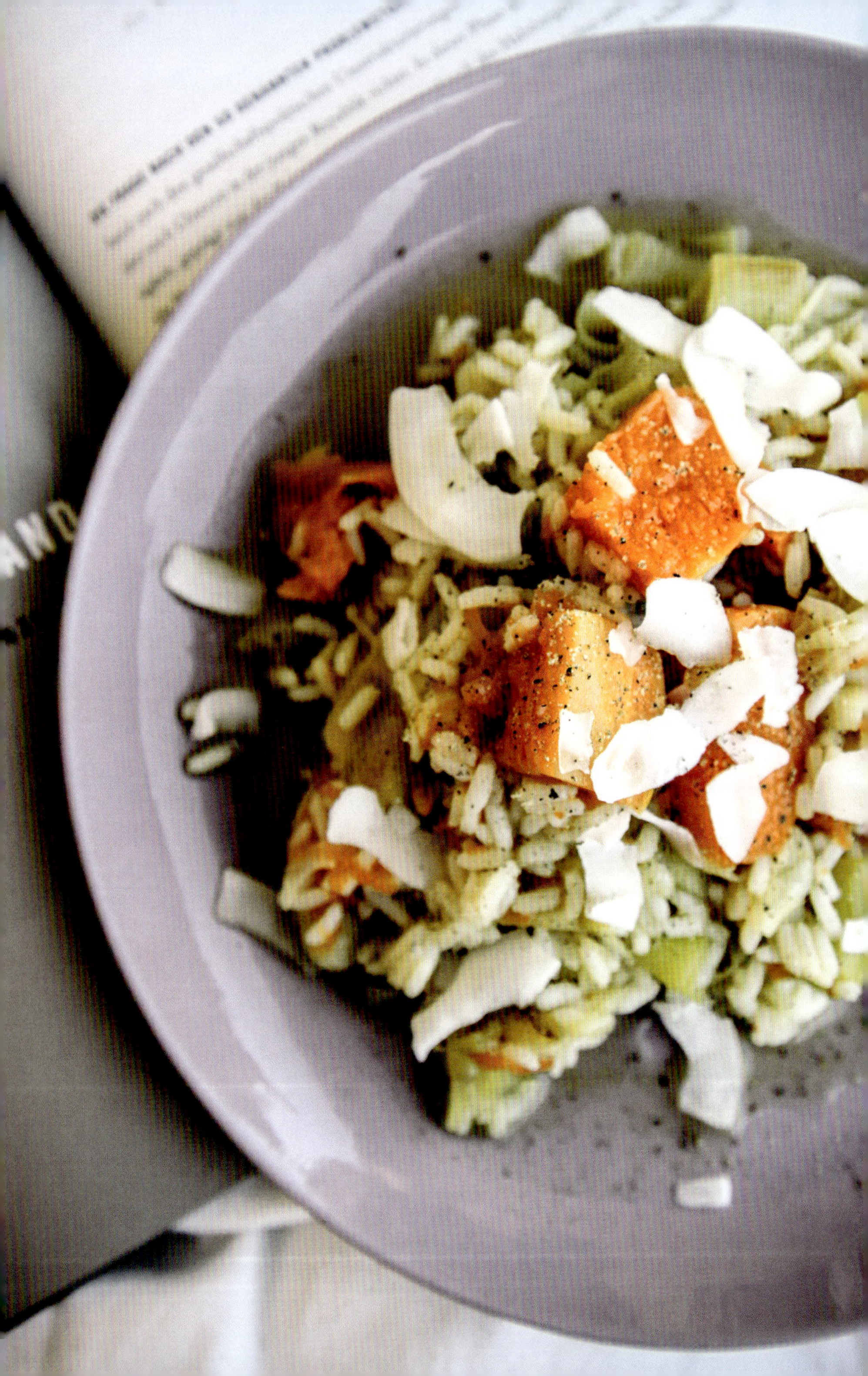

KÜRBISCURRY MIT NATURREIS P O D

Zutaten für 2 Portionen:

- 500 g Kürbis
- 250 g Lauch/Porree
- 125 g Naturreis (Vollkornreis)
- 450 ml Gemüsebrühe
- 2 EL Rapsöl
- 200 g Joghurt (3,5 %)
- 40 g Kokosraspel
- 1 TL Currypulver
- 1 EL Schnittlauchröllchen
- Salz

Zubereitung:

Kürbis schälen und klein würfeln. Lauch putzen und in fingerdicke Ringe schneiden. Reis mit 400 ml Gemüsebrühe aufkochen, dann zugedeckt bei schwacher Hitze bissfest garen. Kürbis und Lauch bei mittlerer Hitze im Öl ca. 3 Min. braten, dabei öfter wenden. Currypulver und Salz dazugeben und gut umrühren. Restliche Gemüsebrühe dazugießen, aufkochen und zugedeckt bei schwacher Hitze weitere 3 Min. garen. Reis mit Gemüsecurry vermengen und mit Kokosraspeln bestreuen. Joghurt mit Schnittlauchröllchen und Salz zu einem Dip verrühren und mit dem Reis-Kürbis-Curry servieren.

kcal	EW/g	Fett/g	KH/g	Blst/g	Ca/mg
669	15	35	72	11	321

ROTE-RÜBEN-RISOTTO MIT FETA P O D

Zutaten für 2 Portionen:

- 250 g Rote Rüben (gekocht)
- 500 ml Gemüsesuppe
- 1 kl. Zwiebel
- 1 Knoblauchzehe
- 2 EL Butter
- 150 g Risotto- bzw. Rundkornreis
- 60 ml Weißwein (trocken)
- 1 Lorbeerblatt
- 2 Pimentkörner (Neugewürz)
- 2 EL Basilikumblätter
- 100 g Fetakäse
- Salz, Pfeffer

Zubereitung:

Rote Rüben kleinwürfelig schneiden. Zwiebel und Knoblauch schälen, fein würfeln und in heißer Butter farblos anschwitzen. Reis unterheben und gut durchrühren, bis er ganz von der Butter überzogen ist. Mit Weißwein ablöschen. Lorbeerblatt und Piment dazugeben. Mit einem Glas Gemüsesuppe aufgießen und unter häufigem Umrühren aufkochen lassen. Sobald der Reis die Flüssigkeit aufgesogen hat, immer wieder etwas Suppe nachgießen und umrühren. Nach ca. 10 Min. Garzeit Rote Rüben zum Reis geben. Nach etwa 20 Min. ist der Risotto gar. Währenddessen Basilikum waschen und in Streifen schneiden. Feta zerkrümeln. Risotto mit Salz und Pfeffer abschmecken und Feta unterheben. Beim Anrichten mit Basilikumstreifen bestreuen.

kcal	EW/g	Fett/g	KH/g	Blst/g	Ca/mg
650	18	31	70	7	318

KÄSE-KARTOFFEL-OMELETTE P O D

Zutaten für 1 Portion:

- 2 Eier
- 2 mittelgroße Kartoffeln
- 1 Schalottenzwiebel
- 2 Scheiben Emmentaler Käse
- 1 Knoblauchzehe
- 1 EL Butter
- 1 EL Petersilie (frisch, gehackt)
- Salz, Pfeffer

Zubereitung:
Kartoffeln in Schale kochen, abkühlen lassen, schälen und kleinwürfelig schneiden. Knoblauch und Schalotte schälen und fein hacken. Emmentaler in kleine Würfel schneiden. Backofen auf 220° C vorheizen. Schalotte und Kartoffelwürfel in einer Pfanne in heißer Butter anbraten, Knoblauch beifügen, kurz mitrösten und dann mit Salz und Pfeffer würzen. Eier versprudeln, salzen, Emmentaler-Würfel untermengen und die Masse über die Kartoffeln gießen. Hitze etwas reduzieren und Omelette kurz backen, dann im Backofen einige Min. fertig backen. Vor dem Servieren zusammenklappen und mit gehackter Petersilie bestreuen.

Tipp: Zu diesem Gericht passt Tomatensalat gut als Beilage.

kcal	EW/g	Fett/g	KH/g	Blst/g	Ca/mg
604	33	45	17	3	644

KÄSENOCKERL LV P O D

Zutaten für 2 Portionen:

- 150 g Topfen/Quark (20 % F. i. T.)
- 1 EL Butter
- 2 Eier
- 170 g Mehl
- 120 ml Milch (3,5 %)
- 70 g Edamer Käse (gerieben)
- 1 EL Butter
- 1 Msp. Muskatnuss (frisch gerieben)
- Salz

Zubereitung:
Eier trennen. Butter schaumig rühren, dann Eigelb hinzufügen und weiterrühren. Den Topfen, etwas Salz und Muskatnuss unterrühren. Eiweiß steif schlagen. Mehl, Milch und Eischnee abwechselnd zugeben. Nach und nach so viel Milch hinzufügen, dass ein mittelfester Teig entsteht. Mit einem Teelöffel Nockerl ausstechen und im Salzwasser kochen, dann abseihen. Anschließend in einer Pfanne Butter zerlassen und die Nockerl hinzufügen. Mit geriebenem Käse bestreuen und kurz anrösten lassen. In Suppentellern anrichten und nach Belieben mit buntem Blattsalat servieren.

kcal	EW/g	Fett/g	KH/g	Blst/g	Ca/mg
764	35	40	64	3	491

BEILAGEN

BÉCHAMELKARTOFFELN LV P O D

Zutaten für 2 Portionen:

- 400 g Kartoffeln
- 1 EL Butter
- 1 EL Mehl (glatt)
- 50 g Schinken (mager)
- 100 ml Gemüsebrühe
- 150 ml Milch (3,5 %)
- Salz, Pfeffer
- 1 EL Petersilie (frisch, gehackt)

Zubereitung:
Kartoffeln mit der Schale ca. 25 Min. garen, abkühlen lassen, schälen und in Scheiben schneiden. Schinken fein würfeln. Butter in einem Topf erhitzen, Schinkenwürfel darin goldgelb andünsten, dann mit Mehl bestäuben, 2 Min. unter Rühren anschwitzen, mit der Brühe und Milch ablöschen. Dann 5 Min. leicht köcheln lassen, mit Salz und Pfeffer abschmecken, Petersilie und Kartoffeln unter die Sauce mischen.

kcal	EW/g	Fett/g	KH/g	Blst/g	Ca/mg
336	13	13	40	5	126

CHINAKOHLSALAT MIT WEINTRAUBEN

Zutaten für 2 Portionen:

- 1 kl. Chinakohl (ca. 200 g)
- 200 g Weintrauben (kernlos)
- 1 EL Zitronensaft
- 1 EL Honig
- 1 Prise Salz
- 1 Msp. Cayennepfeffer
- 2 EL Walnussöl
- 2 EL Kürbiskerne

Zubereitung:
Chinakohl putzen, waschen und in feine Streifen schneiden. Trauben waschen und halbieren. Für die Salatsauce den Zitronensaft mit Honig, Salz, Cayennepfeffer und dem Walnussöl vermischen. Kürbiskerne in einer beschichteten Pfanne trocken anrösten. Chinakohl, Trauben und Salatsauce mischen und mit Kürbiskernen bestreut servieren.

kcal	EW/g	Fett/g	KH/g	Blst/g	Ca/mg
288	6	17	26	4	66

KARTOFFELSALAT MIT LEINÖL D

Zutaten für 2 Portionen:

- 400 g Kartoffeln
- 1 Apfel
- 1 kl. Zwiebel
- 2 Essiggurken
- ½ Bund Petersilie
- 1 EL Weißweinessig
- 2 EL Leinöl
- 1 TL Senf
- Salz, Pfeffer

Zubereitung:

Kartoffeln kochen, dann schälen und in Scheiben schneiden. Apfel und Zwiebel schälen. Apfel und Gurken in dünne Scheiben schneiden, Zwiebel fein hacken. Kartoffelscheiben in einer Salatschüssel salzen; dann die Apfelscheiben, Zwiebel und Gurken unterrühren. Mit fein gehackter Petersilie bestreuen. Weißweinessig mit Leinöl, Pfeffer und Senf zu einer Marinade verrühren und über den Kartoffelsalat gießen. Gut umrühren und mit Salz und Pfeffer abschmecken.

kcal	EW/g	Fett/g	KH/g	Blst/g	Ca/mg
312	6	11	46	8	44

FENCHEL-ORANGEN-SALAT O D

Zutaten für 2 Portionen:

- 1 Fenchelknolle
- 1 Orange
- 100 g Joghurt (3,5%)
- 50 g Sauerrahm/ saure Sahne
- 2 EL Maiskeimöl
- 1 EL Walnüsse (gehackt)
- 1 TL Zitronensaft
- Salz

Zubereitung:

Fenchel putzen, vierteln und in dünne Streifen schneiden. Diese mit heißem Wasser kurz überbrühen, abgießen und danach abkühlen lassen. Orange schälen, filetieren und in Würfel schneiden. Orangenwürfel mit dem Fenchel vermischen. Joghurt mit Sauerrahm, Zitronensaft und Öl verrühren, mit Salz abschmecken und über das Orangen-Fenchel-Gemisch gießen. Ziehen lassen und mit gehackten Nüssen bestreuen.

kcal	EW/g	Fett/g	KH/g	Blst/g	Ca/mg
281	8	21	14	8	290

FRÜHLINGSSALAT MIT EI (P) (O) (D)

Zutaten für 2 Portionen:

- 2 Eier (hart gekocht)
- 60 g Eisbergsalat
- 100 g Tomaten
- 100 g Gurke
- 50 g Radieschen
- 1 EL Schnittlauchröllchen
- 1 EL Dill (frisch, gehackt)
- 80 g Joghurt (3,5 %)
- 1 TL Zitronensaft
- 1 EL Olivenöl
- Salz, Pfeffer

Zubereitung:

Salat waschen und trockenschleudern. Tomaten und Gurke in mundgerechte Stücke schneiden. Radieschen in feine Scheiben schneiden. Eier schälen und grob würfeln. Aus Joghurt, Zitronensaft, Öl, Kräutern und Gewürzen ein Dressing zubereiten. Alle Zutaten miteinander vermischen.

kcal	EW/g	Fett/g	KH/g	Blst/g	Ca/mg
186	11	14	5	2	118

GEBACKENE KRÄUTERKARTOFFELN IM PARMESANTEIG (P) (O) (D)

Zutaten für 2 Portionen:

- 400 g Kartoffeln (mehlig)
- 1 Ei
- 2 EL Semmelbrösel/Paniermehl
- 4 EL Parmesan (gerieben)
- 1 EL Mehl (glatt)
- 1 Msp. Muskatnuss (frisch gerieben)
- 1 Prise Cayennepfeffer
- 1 EL Petersilie (frisch, gehackt)
- je ½ TL Thymian, Majoran (getrocknet)
- 2 EL Olivenöl
- Salz, Pfeffer

Zubereitung:

Kartoffeln waschen und im Salzwasser nicht zu weich kochen, nach dem Auskühlen schälen und in Scheiben schneiden (nicht zu dünn). Petersilie fein hacken; mit Thymian, Majoran, Semmelbröseln und Parmesan vermengen. Ei gut versprudeln. Kartoffelscheiben würzen, dann beidseitig in Mehl wenden und durch die Eiermasse ziehen. Zum Schluss in Brösel-Parmesan-Gemisch drücken und von beiden Seiten in Öl braten. Fertige Kartoffelscheiben auf dem Küchenpapier gut abtropfen lassen.

kcal	EW/g	Fett/g	KH/g	Blst/g	Ca/mg
426	14	18	52	6	166

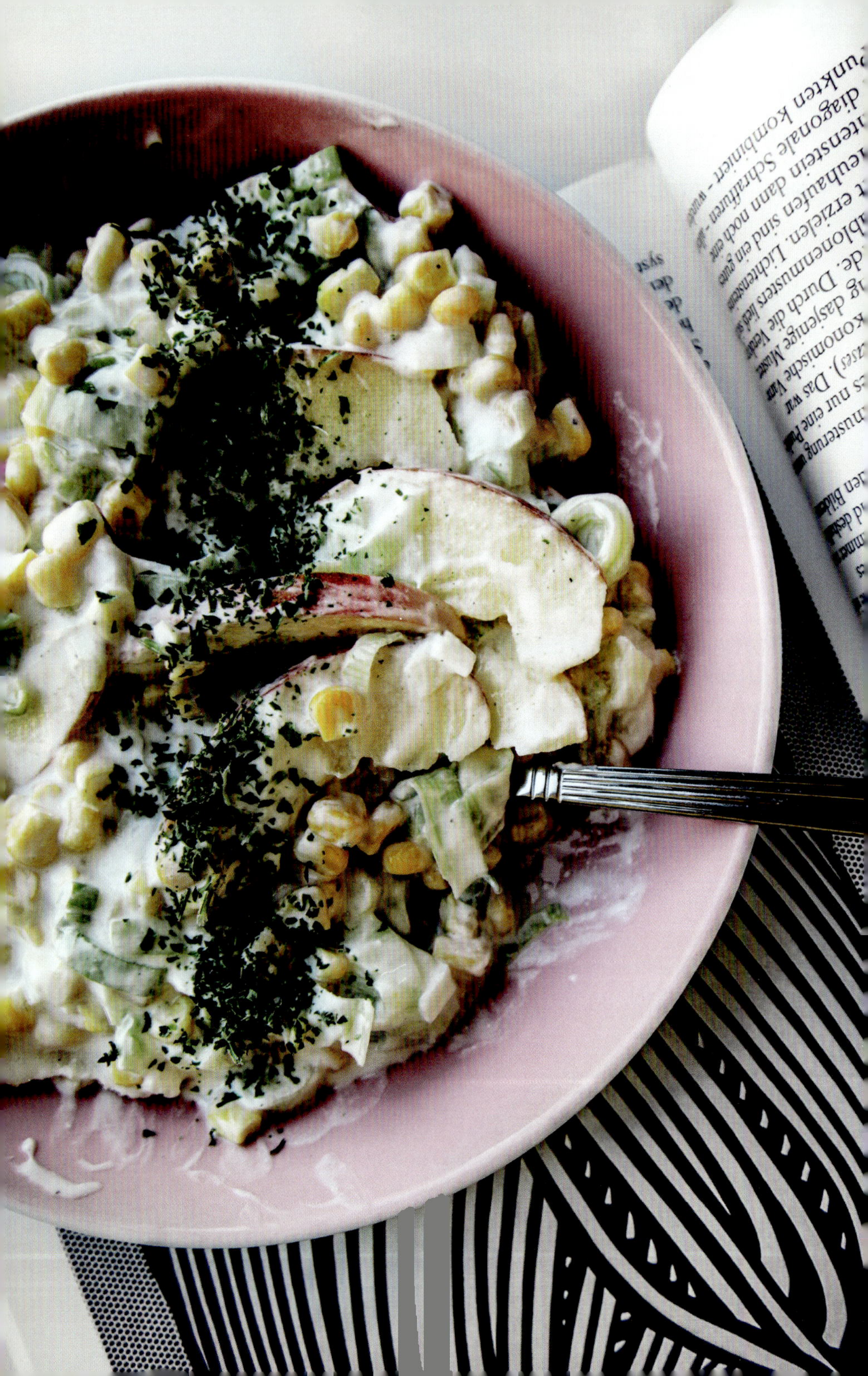

LAUCHSALAT MIT MAIS P O

Zutaten für 2 Portionen:

- 1 Lauch-/Porreestange
- 1 Dose Mais (Abtropfgewicht ca. 280 g)
- 1 gr. Apfel
- 100 g Sauerrahm/saure Sahne
- 150 g Joghurt (3,5 %)
- Saft von 1 Zitrone
- 1 Spritzer Essig
- Salz, Pfeffer

Zubereitung:
Lauch waschen, in feine Ringe schneiden und diese kurz in kochendem Wasser blanchieren. Apfel vierteln, vom Kerngehäuse befreien, quer in dünne Scheiben schneiden und mit dem abgetropften Mais zum Lauch geben. Aus Sauerrahm, Joghurt, Zitronensaft und Essig ein Dressing bereiten, mit Salz und Pfeffer abschmecken. Alles vermischen und den Salat gut durchziehen lassen.

kcal	EW/g	Fett/g	KH/g	Blst/g	Ca/mg
309	10	13	31	7	221

KOHLRABIGEMÜSE O D

Zutaten für 2 Portionen:

- 1 gr. Kohlrabi
- 250 ml Gemüsebrühe
- 1 EL Butter
- 1 TL Mehl (glatt)
- 2 EL Schlagobers/Sahne
- Saft von ½ Zitrone
- 1 EL Petersilie (frisch, gehackt)
- 1 Msp. Muskatnuss (frisch gerieben)
- Salz

Zubereitung:
Kohlrabi schälen, vierteln und in Stifte schneiden. In einen Topf mit Gemüsebrühe geben und bissfest kochen. Mit Mehl bestäuben, gut umrühren, Butter und Schlagsahne unterheben, kurz mitkochen und mit Salz, Muskat und Zitrone abschmecken. Mit gehackter Petersilie bestreuen.

kcal	EW/g	Fett/g	KH/g	Blst/g	Ca/mg
196	4	16	9	3	137

KARFIOL IN KÄSESAUCE P O D

Zutaten für 2 Portionen:

- ½ gr. Karfiol/Blumenkohl
- 300 ml Milch (3,5 %)
- 1 Schalottenzwiebel
- 1 EL Butter
- 1 EL Mehl (glatt)
- 2 EL Schlagobers/Sahne
- 30 g Emmentaler Käse (gerieben)
- 1 EL Butterflöckchen
- Salz, Pfeffer (weiß)
- 1 Msp. Cayennepfeffer
- 1 Msp. Muskatnuss (frisch gerieben)

Zubereitung:

Karfiol putzen, waschen, für 30 Min. in Salzwasser legen (mit dem Strunk nach oben, damit eventuelle Raupen entfernt werden können). Milch mit frischem Salzwasser aufkochen, Karfiol darin nicht zu weich kochen. Schalotte fein hacken. Butter in einem Topf schmelzen lassen, vorsichtig Mehl und Schalotte hinzugeben und verrühren, nach und nach mit Gemüsesud aufgießen, mit Gewürzen abschmecken. Bei schwacher Hitze 10–15 Min. köcheln lassen, immer wieder mit dem Schneebesen umrühren. Sahne, Butterflöckchen und geriebenen Käse untermengen und die Sauce über den Karfiol gießen.

kcal	EW/g	Fett/g	KH/g	Blst/g	Ca/mg
336	10	28	12	4	240

KARTOFFELPÜREE LV O D

Zutaten für 1 Portion:

- 200 g Kartoffeln
- 100 ml Milch (3,5 %)
- 1 EL Schlagobers/Sahne
- 1 TL Butter (nach Belieben)
- 1 Msp. Muskatnuss (frisch gerieben)
- 1 Msp. Kümmel (gemahlen)
- Salz

Zubereitung:

Kartoffeln gut waschen, in der Schale kochen, heiß schälen und sofort durch die Kartoffelpresse drücken. Heiße Milch und Schlagobers untermengen und mit einem Schneebesen glatt rühren. Mit Muskat, Kümmel und Salz würzen. Nach Bedarf kann etwas Butter untergehoben werden.

kcal	EW/g	Fett/g	KH/g	Blst/g	Ca/mg
358	8	21	34	5	152

SELLERIE-APFEL-SALAT MIT SCHAFSKÄSE LV O D

Zutaten für 2 Portionen:

- 1 gr. Apfel
- ½ Sellerieknolle
- 50 g Schafskäse
- 2 EL Haselnüsse (gerieben)
- 2 EL Leinöl
- Salz

Zubereitung:
Sellerie schälen und kleinwürfelig schneiden, kurz im kochenden Wasser blanchieren, dann abtropfen und abkühlen lassen. Apfel entkernen und in kleine Würfel schneiden. Schafskäse würfeln; mit Sellerie, Apfelwürfeln, Nüssen und Öl vermischen; etwas ziehen lassen und mit Salz abschmecken.

kcal	EW/g	Fett/g	KH/g	Blst/g	Ca/mg
300	8	24	13	6	202

TOMATEN-MOZZARELLA-REIS LV P O D

Zutaten für 2 Portionen:

- 125 g Rundkornreis
- 60 g Mozzarella
- 500 ml Gemüsebrühe
- 1 EL Olivenöl
- 1 EL Weißweinessig
- 2 EL Tomatenmark
- 1 Prise Zucker
- Salz, Pfeffer (frisch gemahlen)

Zubereitung:
Reis im heißen Öl glasig andünsten, Tomatenmark untermengen und mit ¼ der Brühe aufgießen. Bei mittlerer Hitze ca. 20 Min. köcheln lassen, häufig umrühren und nach und nach die restliche Brühe dazugießen. Mozzarella in kleine Würfel schneiden, unter den Reis geben und schmelzen lassen. Mit Salz, Pfeffer, Zucker und Essig würzen.

kcal	EW/g	Fett/g	KH/g	Blst/g	Ca/mg
402	11	16	53	2	166

DESSERTS

FRUCHTPUDDING

Zutaten für 2 Portionen:

- 200 g Weichseln/Sauerkirschen (entsteint)
- 200 g Erdbeeren
- 50 g Heidelbeeren
- 50 g Himbeeren
- Mark von ½ Vanilleschote
- 40 g Zucker
- 250 ml Kirschsaft
- Schale von ½ Biozitrone (abgerieben)
- 1 EL Zitronensaft
- 1 EL Speisestärke
- 100 g Schlagobers/Sahne
- 1 EL Vanillezucker

Zubereitung:
Obst waschen, Beeren kurz abbrausen und putzen. Erdbeeren in mundgerechte Stücke teilen. Vanilleschote längs halbieren, Mark herauskratzen und mit Fruchtsaft und Zucker aufkochen. Speisestärke mit Zitronensaft und Zitronenschale verrühren und in den kochenden Fruchtsaft einrühren, kurz köcheln lassen. Früchte hineingeben und nochmals aufkochen. Schlagsahne mit Vanillezucker steif schlagen, zum Fruchtpudding servieren.

kcal	EW/g	Fett/g	KH/g	Blst/g	Ca/mg
482	4	19	69	6	94

HIMBEERMOUSSE LV P O

Zutaten für 2 Portionen:

- 3 Blatt weiße Gelatine
- 200 g Himbeeren
- 50 ml Schlagobers/Sahne
- 250 g Topfen/Quark (40 % F. i. T.)
- 20 g Zucker

Zubereitung:
Himbeeren kurz abspülen, putzen und ein Drittel davon beiseitelegen. Die restlichen Himbeeren mit Zucker pürieren. Gelatine in kaltem Wasser einweichen. Sahne steif schlagen und kalt stellen. Gelatine gut ausdrücken und in 1 EL Wasser auflösen. Zum Himbeerpüree geben und gut unterrühren. Die geschlagene Sahne untermengen, dann den Topfen unterheben. In zwei Dessertschüsseln füllen. Mit restlichen Himbeeren garnieren und die Schüsseln vor dem Servieren 2 Std. kalt stellen.

kcal	EW/g	Fett/g	KH/g	Blst/g	Ca/mg
345	16	22	20	7	196

AMBROSIACREME LV O

Zutaten für 4 Portionen:

- 250 g Joghurt (3,5 %)
- 250 ml Schlagobers/Sahne
- 50 g Zucker
- 1 Pkg. Vanillezucker
- 2 EL Orangensaft
- 7 Blatt Gelatine
- 2 EL Wasser

Zubereitung:

Joghurt mit dem Zucker und Vanillezucker schaumig rühren. Den Orangensaft hinzufügen. Die Gelatine in kaltem Wasser einweichen, ausdrücken, in heißem Wasser auflösen und mit der Joghurtmasse verrühren. Schlagobers steif schlagen, vorsichtig unter die Joghurtmasse heben. Die Creme auf vier Schälchen verteilen und kühl stellen. Nach dem Erkalten nach Belieben mit frischen Früchten garnieren und servieren.

kcal	EW/g	Fett/g	KH/g	Blst/g	Ca/mg
320	7	24	20	0	133

FRUCHTIGE KAKAOCREME P O

Zutaten für 2 Portionen:

- 2 reife Avocados
- 2 Bananen
- 200 g Topfen/Quark (20 % F. i. T.)
- 4 EL Kakaopulver
- 1 EL Agavendicksaft oder Honig
- 1 EL Kokosraspel

Zubereitung:

Avocados halbieren, schälen und die Steine entfernen. Avocado-Fruchtfleisch mit Topfen, Bananen, Kakao sowie Agavendicksaft oder Honig pürieren. In die Schälchen füllen, mit Kokosraspeln bestreuen und servieren.

kcal	EW/g	Fett/g	KH/g	Blst/g	Ca/mg
557	21	36	35	18	182

TOPFENCREME MIT BEERENKOMPOTT LV P O

Zutaten für 2 Portionen:

- 250 g Topfen/Quark (40 % F. i. T.)
- 100 g Joghurt (3,5 %)
- 1 EL Staub-/Puderzucker
- 1 Pkg. Vanillezucker
- 200 g Beerenmischung (tiefgekühlt)
- 1 EL Honig (flüssig)
- 1 EL Speisestärke

Zubereitung:

Topfen mit Joghurt, Zucker und Vanillezucker glatt rühren. Für das Kompott 100 ml kaltes Wasser mit Speisestärke verrühren und in einem kleinen Topf zum Kochen bringen. Honig einrühren und kurz köcheln lassen. Die Beerenmischung unterheben und 3–4 Min. bei geringer Hitze kochen. Zusammen mit der Topfencreme servieren.

kcal	EW/g	Fett/g	KH/g	Blst/g	Ca/mg
322	16	8	48	1	237

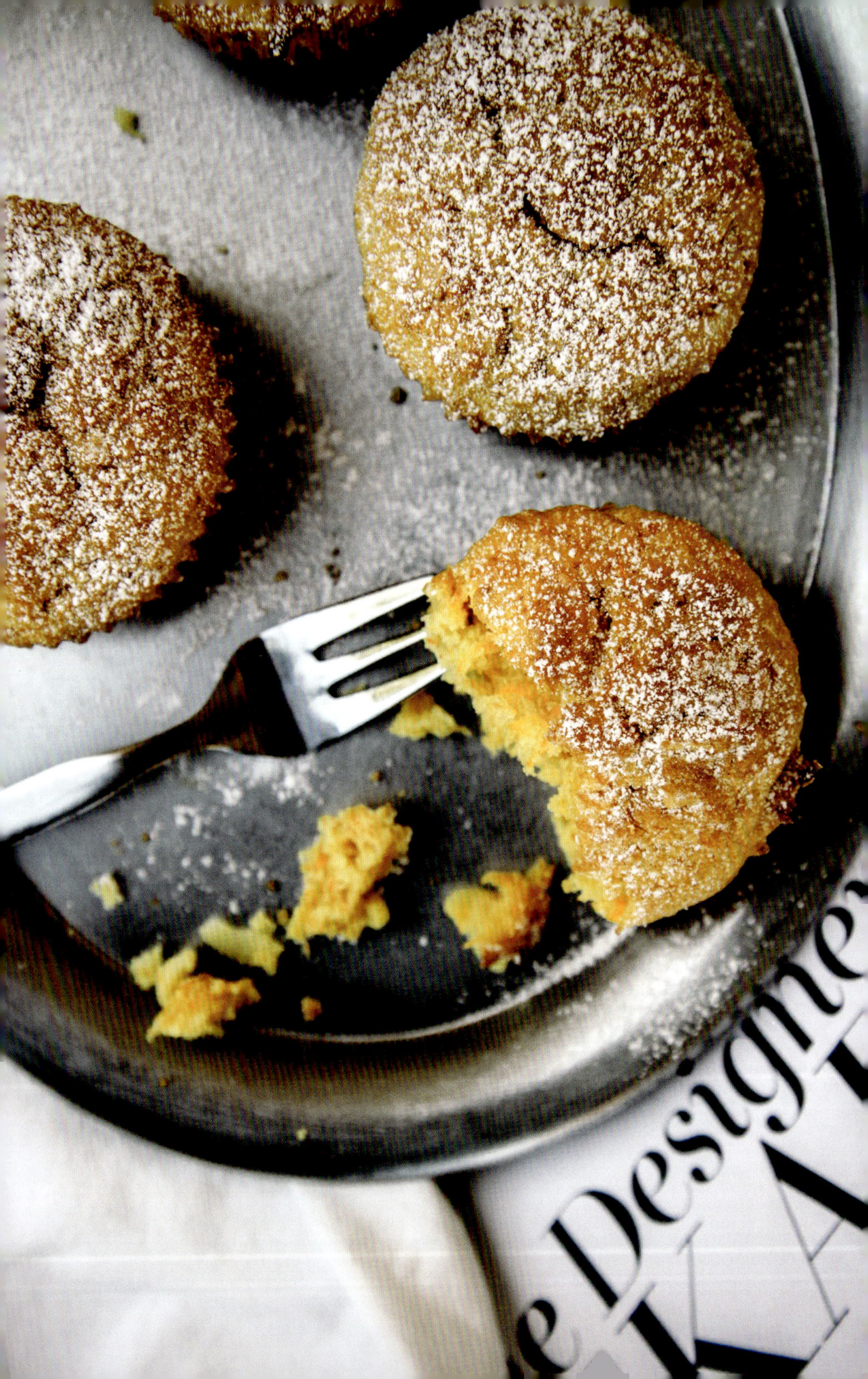

KAROTTENMUFFINS LV

Zutaten für 10 Stück:

- 230 g Karotten (geschält, grob gerieben)
- ½ Apfel (geschält, grob gerieben)
- 200 g Mehl (glatt)
- 80 g Rohzucker (braun)
- 2 Eier
- 100 ml Rapsöl
- 3 TL Weinsteinbackpulver
- 70 g Mandeln (gerieben)
- 1 Pkg. Vanillezucker
- Schale von 1 Biozitrone (abgerieben)
- 1 Prise Salz
- 1 Msp. Zimtpulver

Zubereitung:

Den Backofen auf 180° C vorheizen. Mehl, Zucker, geriebene Mandeln, Backpulver, Salz und Zimt miteinander vermischen. In einer Schüssel Eier mit Vanillezucker, Öl und Zitronenschale schaumig rühren, dann geriebene Karotten und Äpfel unterheben. Alles gut verrühren und Mehlmischung unterheben. Den fertigen Teig in die Muffinförmchen geben und im vorgeheizten Backofen auf mittlerer Schiene 20–25 Min. backen.

kcal	EW/g	Fett/g	KH/g	Blst/g	Ca/mg
260	5	15	25	3	37

PANNA COTTA O D

Zutaten für 2 Portionen:

- 250 ml Schlagobers/ Sahne
- 3 EL Zucker oder etwas flüssiger Süßstoff
- ½ Vanilleschote
- 2 Blatt Gelatine
- 200 g Erdbeeren
- 1 EL Zitronensaft

Zubereitung:

Gelatine in kaltem Wasser einweichen. Schlagobers und 2 EL Zucker oder Süßstoff in einen Topf geben und langsam erhitzen. Vanilleschote aufschlitzen, Mark herauskratzen und mit der Schote zur Sahne geben. Etwa 10 Min. köcheln lassen; danach abkühlen lassen und Vanilleschote entfernen. Ausgedrückte Gelatine hineingeben und unter Rühren auflösen.

Das Ganze in kleine, kalt ausgespülte Förmchen verteilen. Im Kühlschrank 5 Std. fest werden lassen.

Für die Erdbeersauce Erdbeeren putzen, mit 1 EL Zucker oder etwas Süßstoff und Zitronensaft pürieren. Vor dem Anrichten die Erdbeersauce auf den Teller geben und die Sahnecreme daraufstürzen.

kcal	EW/g	Fett/g	KH/g	Blst/g	Ca/mg
542	5	43	33	2	118

TIPPS UND HINWEISE

Supplementierungen

Viele Studien zeigen günstige Effekte auf den Gewichtsverlauf, die Leistungsfähigkeit und das Überleben bei chronisch obstruktiven Lungenerkrankungen durch die Optimierung und Supplementierung (ergänzende Aufnahme von Nährstoffen) der Nährstoffzufuhr. Speziell bei Unter- und Mangelernährung sollten **Trink- und Zusatznahrungen** („Astronautenkost") sowie Module (Instantpulver zur Anreicherung von Lebensmitteln) mehrmals täglich eingesetzt werden. Trink- und Zusatznahrungen bewirken eine Zunahme der Muskelmasse, Verbesserung der Muskelfunktion (auch der Atemmuskulatur!), der Lebensqualität und der körperlichen Belastbarkeit.

Tipps zum Einsatz von Supplementierungen

- Konsumieren Sie Ihre Trink- und Zusatznahrungen in **kleinen Portionen** (zu je ca. 125 ml) zwei- bis dreimal pro Tag. Dies bewirkt eine bessere Gewichtszunahme als größere Mengen. Die Produkte sind im Super- und Drogeriemarkt im Diätregal (all in®), in der Apotheke (all in®, Ensure®, Fresubin®, Fortimel®, Resource®) oder über die Firmen direkt (Abbott, all in, Fresenius, Nestlé, Nutricia) erhältlich. Tipp: Fresubin® 3,2 kcal Drink (Fa. Fresenius) und Fortimel® compact protein (Fa. Nutricia) enthalten pro Packung 125 ml und 18–20 g Eiweiß bei 300–400 kcal.
- Trinken Sie die Trinknahrung zusätzlich zwischendurch und nicht statt einer Mahlzeit.
- Beginnen Sie den Tag mit einem ausgiebigen Frühstück und nehmen Sie eine Trink- und Zusatznahrung als Zwischenmahlzeit am Vormittag, Nachmittag und als Spätmahlzeit vor dem Schlafengehen. So wird der Körper auch über Nacht optimal versorgt.
- **Süße Trinknahrungen** können gekühlt oder leicht erwärmt als Kaffee- oder Kakaogetränk, als Marinade für Obstsalate, zum Zubereiten von Puddings, Shakes und Cremes verwendet werden.
- Setzen Sie geschmacksneutrale Trink- und Zusatznahrungen der oben genannten Firmen statt Flüssigkeiten (Wasser, Milch, Schlagobers/Sahne etc.) in pikanten Suppen, Saucen, Pürees und Eintöpfen ein. Auch Fettemulsionen (mit und ohne Eiweiß angereichert) können zusätzlich Energie bringen (z. B. Calogen®, Calogen® extra).
- Lassen Sie sich bezüglich Trink- und Zusatznahrungen in der Apotheke, von einer Ärztin bzw. einem Arzt oder von einer Diätologin bzw. einem Diätologen beraten.

- So bauen Sie Module in Ihren Speiseplan ein:
  - **Maltodextrinpulver** zum Einrühren in flüssige Speisen (z. B. klare und cremige Suppen, Fruchtmus, Pudding, Joghurt oder (Soja-)Milchshakes) und Getränke (z. B. Tee, Fruchtsaft oder Smoothie). Hier kann eine Menge von 4–6 EL pro Tag – je nach Ernährungszustand – empfohlen werden. Vorsicht: Maltodextrin ist für Diabetikerinnen und Diabetiker sowie Personen mit einer gestörten Glukosetoleranz nicht geeignet.
  - **Proteinpulve**r sowie vollbilanzierte **Aufbaunahrungspulver** mit neutralem Geschmack zum Einrühren in cremige Speisen (z. B. Cremesuppen, Saucen, Desserts, Puddings oder Joghurts) und Getränke (z. B. Kaffee, Kakao oder Shakes) können ebenfalls in einer Menge von 4–6 EL pro Tag eingesetzt werden.
  - Prinzipiell sollte das Maltodextrin- oder das Eiweißpulver immer zuerst in Wasser oder Vollmilch aufgelöst werden, damit es in der Speise nicht klumpt. Hierfür können z. B. 2 EL Pulver in ca. 50 ml Flüssigkeit verrührt werden und anschließend in die Suppen, Joghurts, Puddings etc. eingerührt werden.
  - Die Module sind in der Apotheke erhältlich.

Weitere Behandlungsstrategien und COPD-Schulung

Die größten Erfolge in der Behandlung lassen sich durch spezielle COPD-Schulungen erreichen. In diesen sollten den Betroffenen Informationen zu der Erkrankung selbst, sämtliche Therapiekonzepte sowie Tipps für die selbstständige Umsetzung der Therapieformen weitergegeben werden. Im Idealfall wird bei dem Schulungskonzept eine langfristige Nachbetreuung mit regelmäßigen Kontrollen angeboten. Schulungen werden entweder ambulant oder in Kur- und Rehabilitationszentren angeboten. Viele Informationen sowie Kontaktdaten von Beratungsstellen finden Sie im Internet auf zahlreichen Plattformen wie z. B. www.leichter-atmen.de.

Raucherentwöhnung

Eine langfristige Raucherentwöhnung ist das erfolgreichste, sinnvollste und effektivste Einzeltherapiekonzept, da es zu einer deutlichen Verbesserung des Krankheitsverlaufes und zu einer geringeren Sterberate kommt. Dies gilt für Betroffene in jedem – auch höheren – Lebensalter sowie in niedrigen und fortgeschrittenen Stadien.

Körperliches Training

Aufgrund der Atemnot bei Belastungen meiden viele COPD-Betroffene körperliche Anstrengung. Dies begünstigt allerdings den Teufelskreis, der zu einem weiteren Abbau der körperlichen Leistungsfähigkeit und des Allgemeinzustands führt. Die fettfreie Körpermasse (Muskulatur) und die körperliche Leistungsfähigkeit können nur durch individuell angepasste Bewegung verbessert und wieder aufgebaut werden. Dies führt zu einer Verminderung der krankheitsbedingten Symptome und einer allgemeinen Steigerung der Lebensqualität.

Fazit

Ernährungsinterventionen (Optimierung der bestehenden Ernährung, Einsatz von Trink- und Zusatznahrungen) in Kombination mit vermehrtem körperlichen Training sowie Lungensport verbessern nicht nur die Atemnot (Dyspnoe), sondern auch insgesamt die **Lebensqualität** der Betroffenen. Der Effekt einer alleinigen Maßnahme ist zur Verbesserung des Krankheitsbildes oft zu wenig – die Kombination aus Ernährungstherapie und körperlichem Training, z. B. im Rahmen eines Rehabilitationsprogramms, ist am sinnvollsten. In kurzen Worten gesagt: Sinnvoll essen und mehr bewegen!

ABKÜRZUNGEN

Blst.	Ballaststoffe
ca.	zirka, ungefähr, etwa
Ca	Calcium
EL	Esslöffel
evtl.	eventuell
EW	Eiweiß
F. i. T.	Fett in der Trockenmasse
g	Gramm
ggf.	gegebenenfalls
gr.	groß
KH	Kohlenhydrate
kl.	klein
l	Liter
Min.	Minuten
mg	Milligramm
ml	Milliliter
Msp.	Messerspitze
Pkg.	Packung
Std.	Stunde/n
Stk.	Stück
TL	Teelöffel

GLOSSAR

BMI	Body-Mass-Index, Risikoeinteilung des Körpergewichts
COPD	Chronic Obstructive Pulmonary Disease
Dyspnoe	Atemnot
Emphysem	Luftansammlung im Körper, z. B. in der Lunge
Exazerbation	deutliche Verschlechterung der Symptome
FEV1	Forced Expiratory Volume in 1 Second, Einsekundenkapazität
FVC	Forced Vital Capacity, forcierte Vitalkapazität
GOLD	Global Initiative for Chronic Obstructive Lung Disease
I. E.	Internationale Einheit; eine Maßeinheit für zahlreiche in der Medizin verwendete Präparate, z. B. Vitamin D
Kachexie	krankhafter Gewichtsverlust, Abmagerung
packyear	Konsum einer Packung Zigaretten pro Tag über die Dauer von einem Jahr
Protein	Eiweiß
pulmonal	die Lunge betreffend
Wasting	siehe *Kachexie*

KLEINES KÜCHENLEXIKON

A	
al dente	bissfest
B	
Buchteln	Hefegebäck
E	
Eierschöberl	siehe *Schöberl*
F	
Faschiertes	Hackfleisch
Fisolen	grüne Bohnen
G	
Germ	Hefe
Grahamweckerl	Grahambrötchen; nach Sylvester Graham benanntes Gebäck, das Vollkorn enthält, oftmals mit Zusatz von Kleie
H	
Hülsenfrüchte	stärkehaltige Lebensmittel wie Linsen, Erbsen und Bohnen, welche dem Körper pflanzliches Eiweiß und wertvolle Ballaststoffe liefern
K	
Karfiol	Blumenkohl
Karotten	Möhren
Kefir	Getränk aus gegorener Milch
Kraut	Kohl
Kren	Meerrettich
L	
Lauch	Porree

M	
Marillen	Aprikosen
Mascarpone	ein italienischer Frischkäse
Mehlspeisen	Süßspeisen, Kuchen
Melanzani	Aubergine
Muskat	ein Gewürz

N	
Nockerl	Klößchen

O	
Obers	Schlagsahne; siehe Schlagobers
Oblaten	Unterlage für Konfekt, Lebkuchen

P	
Palatschinken	Pfannkuchen
Pfefferoni	Peperoni

R	
Rindsuppe	Fleischbrühe
Rote Rüben	Rote Bete

S	
Sauerrahm	saure Sahne; 15 % Fettanteil
Schalotte	kleine Zwiebel
Schlagobers	Schlagsahne, süße Sahne; 36 % Fettanteil
Schmarren	süße Mehlspeise; in kleine Stücke gerissene Eierkuchen
Schöberl	Suppeneinlage
Sellerie	eine Gemüsepflanze
Semmel	Gebäck, Brötchen
Semmelbrösel	Paniermehl
Staubzucker	Puderzucker

T	
Topfen	Speisequark
V	
Vogerlsalat	Feldsalat
W	
Weckerl	Brötchen
Weichseln	Sauerkirschen

REZEPTÜBERSICHT

Ernährung nach TCM

Gesunde Ernährung (bei Normal- und Übergewicht)

Frühstück

kleine Speisen

Suppen

Hauptspeisen mit Fleisch

Hauptspeisen mit Fisch

Hauptspeisen vegetarisch

Beilagen

Desserts

Energiereiche Ernährung (bei Untergewicht)

Frühstück

Zwischenmahlzeiten

kleine Speisen

Suppen

Hauptspeisen mit Fleisch

Hauptspeisen mit Fisch

Hauptspeisen vegetarisch

Beilagen

Desserts

LITERATURVERZEICHNIS

Abholz, H. H. et al. (2012): Nationale Versorgungsleitlinie COPD-Kurzfassung, Version 1.9. [WWW], http://www.versorgungsleitlinien.de/themen/copd [Stand: 10.08.2014].

Baldrick, F. et al. (2012): Effect of fruit and vegetable intake on oxidative stress and inflammation in COPD: a randomised controlled trial. European Respiratory Journal, 2012, 39, 1377–1384.

Bargon, J./Müller, U. (2012): Ernährung und COPD. Ernährungsumschau, 2/2012, 98–106.

Benedikt, M. A./Stadlbauer, G. (2007): Leitfaden zur Ernährung bei COPD. Broschüre von Air Liquide, Schwechat.

Bösch, D. (2006): Chronisch obstruktive Lungenerkrankung (COPD): Ernährungsmedizinische Betreuung. In: Schauder, P./Ollenschläger, G. (Hg.): Ernährungsmedizin: Prävention und Therapie. München, Urban & Fischer Verlag, 1001–1008.

Breyer, M. K. (2013): Adiposity in COPD. Dissertation, Maastricht Universität.

Broekhuizen, R. et al. (2005): Optimizing oral nutritional drink supplementation in patients with chronic obstructive pulmonary disease. British Journal of Nutrition, 2005, 93, 965–971.

Budnowski, A. et al. (2013): Ernährung bei Brustkrebs. Wien, Wilhelm Maudrich Verlag.

Budnowski, A. et al. (2014): Das Frauenernährungsbuch. Wien, Wilhelm Maudrich Verlag.

Cegla, R./Ebinger, A. (2014a): Exazerbierte COPD. [WWW], http://www.leichter-atmen.de/exazerbierte-copd [Stand: 10.08.2014].

Cegla, R./Ebinger, A. (2014b): Richtige Ernährung bei COPD. [WWW], http://www.leichter-atmen.de/copd-richtige-ernaehrung [Stand: 16.07.2014].

Derler, E. et al. (2011): Ernährung, Diätetik, Diätologische Behandlung: Nierenerkrankungen und Harnsteine. Wien, Verband der Diätologen Österreichs.

Deutsche Atemwegsliga (2013): Ernährung bei COPD. Informationsblatt.

Deutsche Gesellschaft für Ernährung: 10 Regeln für eine vollwertige Ernährung. [WWW], http://www.dge.de [Stand: 18.11.2014].

Dierkesmann, R. et al. (2008): COPD und Begleiterkrankungen. Pneumologie, 2009, 63, 526–537.

Donesky, D. (2012): Integrative Therapies for People with Chronic Obstructive Pulmonary Disease. In: Chlan, L./Hertz, M.: Integrative Therapies in Lung Health and Sleep. New York, Human Press, 63–102.

Engelhardt, U./Hempen, C. (1997): Chinesische Diätetik. München, Urban & Schwarzenberg.

Ferreira, I. M. et al. (2012): Nutritional supplementation for stable chronic obstructive pulmonary disease (Review). Cochrane Library, 2012, 12.

Gruber, M. et al. (2013): Richtig ernährt bei COPD. [WWW], http://www.forum-ernaehrung.at/cms/feh/dokument.html?ctx=CH0083&doc=CMS1364379613120 [Stand: 18.08.2014].

Kasper, H. et al. (2004): Lunge: Chronisch-obstruktive Lungenerkrankungen. In: Kasper, H.: Ernährungsmedizin und Diätetik. München, Elsevier, 397–398.

Koller, F./Györgyfalvay, M. (2019): Reha bei COPD: Ernährung – Evidenz und praktische Durchführung, in: Schultz, K. et al. (2019): Pneumologische Rehabilitation. München-Deisenhofen, Dustri-Verlag, 73–80.

Köhler, D./Dellweg, D. (2006): Chronisch obstruktive Lungenerkrankung (COPD): Definition, Ätiologie, Diagnostik. In: Schauder, P./Ollenschläger, G. (Hg.): Ernährungsmedizin: Prävention und Therapie. München, Urban & Fischer Verlag, 998–1000.

Kubiena, G. (2013): Die Kraft chinesischer Hausmittel. Wien, Wilhelm Maudrich Verlag.

Li, S. et al. (2012): Effects of comprehensive therapy based on traditional Chinese medicine patterns in stable chronic obstructive pulmonary disease: a four-center, open-label, randomized, controlled study. BMC Complementary and Alternative Medicine, 2012, 12, 197 doi:10.1186/1472-6882-12-197.

Lingemann, J. (2011): COPD ... und Ernährung. Information für Betroffene und Interessierte. Lindau, Crossmed.

Lorenz, J. (2010): Erkrankungen des Respirationstraktes: Chronisch obstruktive Atemwegserkrankung. In: Biesalski, H. K. et al. (Hg.): Ernährungsmedizin. Stuttgart, Georg Thieme Verlag, 795–798.

Matsuyama, W. (2005): Effects of Omega-3 Polyunsaturated Fatty Acids on Inflammatory Markers in COPD. CHEST Journal, 2005, 128(6), 3817–3827.

Meteling-Eeken, M./Schilling-Massmann, B. (2012): Die Bestimmung des Energie- und Eiweißbedarfes in der Ernährungstherapie: Beispiel COPD: Maßarbeit ist gefragt. Ernährungsumschau, 12/2012, 59, 691–694.

Minar, C. (2014): Lungenerkrankungen. [WWW], http://www.anshen.at/index.php?page=94 [Stand: 21.08.2014].

Müller, U./Bargon, J. (2010): Pneumologie: COPD und Ernährung. In: Ledochowski, M. (Hg.): Klinische Ernährungsmedizin. Wien, Springer-Verlag, 713–721.

Siedentopp, U. (2010): Integrative Ernährungstherapie bei COPD und Asthma. Deutsche Zeitschrift für Akupunktur, 53, 3/2010, 61–64.

Steinkamp, G. (2003): COPD, die Systemerkrankung: Ernährung zu wenig beachtet und noch ungelöst. Pneumologie, 2003, 57, 681–689.

Studnicka, M. (2011): Obst und Gemüse: Auch gut bei COPD. Nutrition-News, Jahrgang 8, Ausgabe 2/11, 1–4.

maudrich.gesund essen bietet kompakte Bücher zur Ernährung bzw. Ernährungstherapie bei unterschiedlichen Krankheitsbildern.

Auf je etwa 140 Seiten finden Sie medizinische Hintergrundinfos, Ernährungshinweise und zahlreiche Tipps sowie einen großen Rezeptteil.

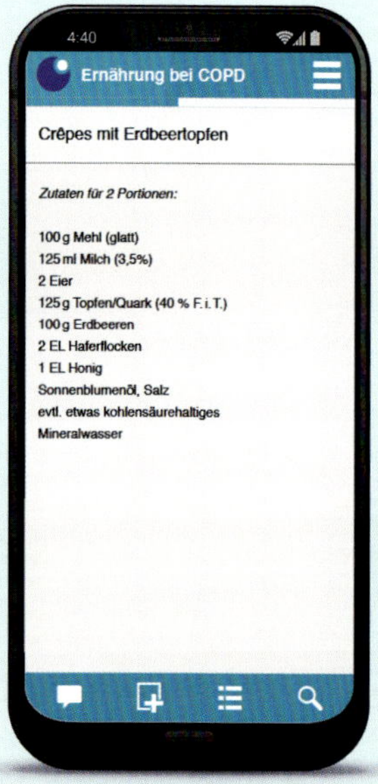

Jetzt im noch übersichtlicheren Layout!

- Gut lesbarer Titel und charakteristisches Design
- Register zur Orientierung
- Einkaufslisten-App zu jedem neuen Band

So kommen Sie zur App:

- FacultasApp gratis herunterladen
  erhältlich für iPhone, iPad und Android
- *Ernährung bei COPD* öffnen
- Lieblingsrezept auswählen für die
  Einkaufsliste unterwegs

Google Play Store

Apple App Store

Agnes Budnowski
Flora Koller
Martina Kreuter-Müller
Maya Thun

Ernährung bei Osteoporose

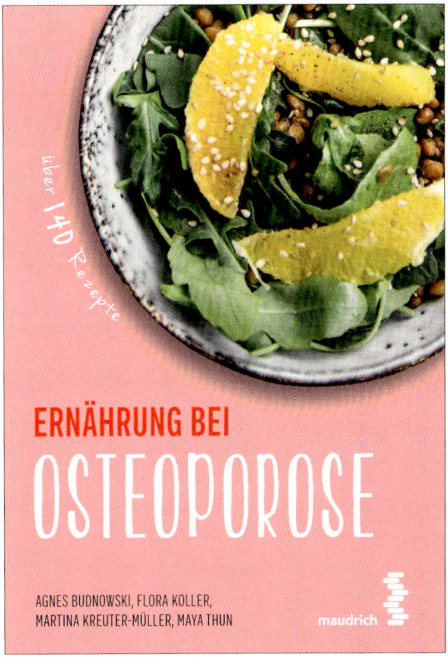

maudrich.gesund essen

maudrich, 2. Auflage 2018,
148 Seiten, 4-farbig, Klappenbroschur
EUR (A) 16,90/EUR (D) 16,40/sFr 21,70 UVP
ISBN 978-3-99002-065-4
e-PDF: ISBN 978-3-99030-677-2

Die besten Tipps für starke Knochen

Kalzium als „Knochenbauer" ist in der Vorsorge und Therapie von Osteoporose längst bekannt. Auch die positive Wirkung von „Supervitamin" D ist kein Geheimnis mehr. Doch welche anderen Nährstoffe können den Aufbau der Knochenmasse zusätzlich unterstützen? Und gibt es tatsächlich auch „Knochenräuber"?

Drei Diätologinnen und eine Fachärztin klären diese und viele weitere Fragen und zeigen Ihnen, wie Sie über die Ernährung ganz einfach Ihre Knochen stärken können. Dazu finden Sie viele schnelle Rezepte für jeden Geschmack.

Ihr Plus

- Über 140 knochenbewusste Rezepte
- Genaue Nährwertangaben und Symbole zum Nährstoffgehalt
- Viele Tipps und Empfehlungen
- Mit gratis Einkaufslisten-App

Caroline Janac
Flora Koller
Martina Kreuter-Müller
Magdalena Tomic

Ernährung bei Schluckstörungen

maudrich.gesund essen

maudrich 2017, 168 Seiten
4-farbig, Klappenbroschur
EUR (A) 16,90/EUR (D) 16,40/sFr 21,70 UVP
ISBN 978-3-99002-041-8

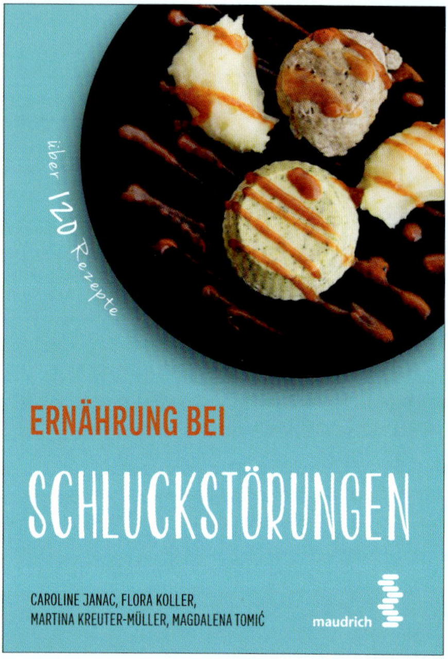

So vielfältig ihre Ursachen auch sind, Schluckstörungen haben eines gemeinsam: Die Nahrungs- und Flüssigkeitsaufnahme ist erschwert – mit zahlreichen möglichen Folgen für Körper und Psyche.

Die Ernährungstherapie deckt dabei nicht nur den täglichen Energiebedarf, sondern hilft auch, die Lust am Essen und die Lebensqualität zu steigern. Dieses Buch bietet viele Tipps und Techniken zum richtigen Kochen, Essen und Trinken sowie zahlreiche Rezepte für Pikantes, Süßes, Suppen und Saucen.

Ihr Plus

- 120 Rezepte für alle Schluckstufen
- Zubereitungstipps und Hilfsmittel für die Küche
- Übersichtstabellen zur Lebensmittelauswahl
- Tipps bei begleitenden Beschwerden
- Mit gratis Einkaufslisten-App